不生病的飲食祕密

一菜一湯的健康奇蹟

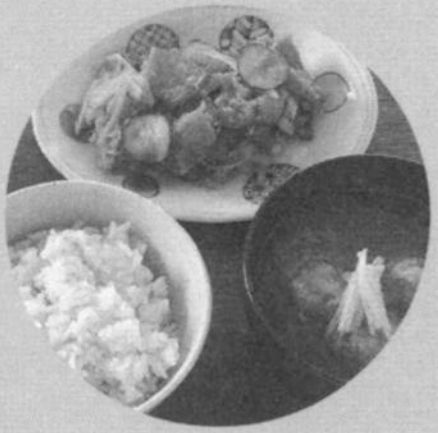
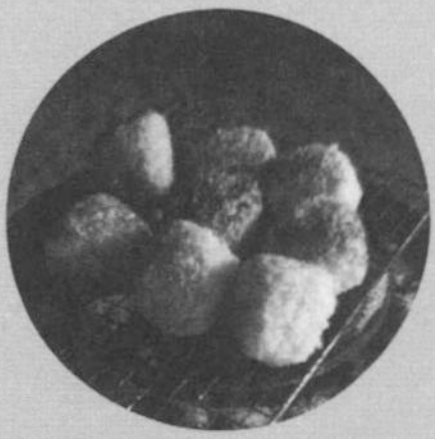
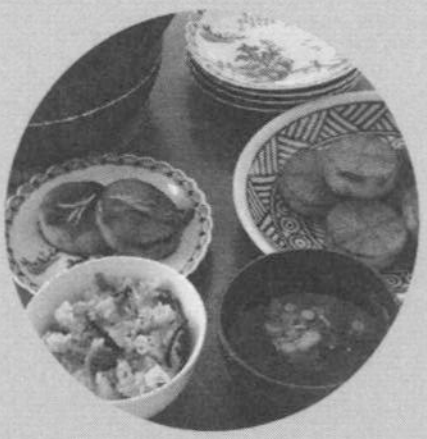

若杉友子 著 游韻馨 譯

若杉友子の「一汁一菜」医者いらずの食養生活

前言 「一菜一湯」，活出健康人生！

現代人多半缺乏活力，不僅臉色鐵青、眼神黯淡，更容易四肢冰冷，體溫偏低；不只深受貧血、便祕、低血糖、低血壓等問題所擾，異位性皮膚炎與過敏的患者也越來越多，許多女性更有生理痛、不孕症、子宮肌瘤等婦科困擾。

現代人的健康到底出了什麼問題？從結論來說，最根本的問題在於「飲食內容」。第二次世界戰之前，我從兒時到年輕時期幾乎天天都吃「粗食」，每天的菜色通常是「一菜一湯」；生活過得比較困苦時，甚至連菜都沒有，只有湯可以喝。

我家十分貧窮，吃白飯根本是遙不可及的夢想，餐餐只有加了麥子的「麥飯」，麥與米的比例大約是六比四或七比三。儘管當時吃得並不豐盛，但每天還是充滿活力。後來，美國運送來許多救援物資，包括大量的脫脂奶粉與小麥，這些物資才成為學校營養午餐的食材，做成高脂肪的料理，供學生與小孩食用。

◉在飲食上「返璞歸真」，年逾七十也不生病

我現在住在京都的深山裡，過著與電器用品隔絕的生活。不僅生活簡樸，餐餐更貫徹「身土不二」（只吃在地食物）的飲食觀念，並且只吃「一菜一湯」，食用無農藥、無化學肥料的有機米，以及野草、蔬菜等食物。

換句話說，我過著非常傳統的「原始生活」，家裡完全見不到塑膠製品的蹤跡。維持這樣的生活型態，讓我的身體健康，精神也相當好，今年七十六歲了，不但不需要看醫生，還能奔走日本各地，四處演講及開設料理教室。

我最大的活力來源，就是秉持著過去三十年所學的「食養理論」，並親身實踐。**「食養理論」的中心思想是：藉由日本傳統的飲食文化，重拾身體健康。**這樣的想法和理念深深地打動了我，讓我決定開設以「穀物蔬食」為主的料理教室和各種研習會。透過料理教室與研習會，認同我理念的人也慢慢地越來越多了。

料理教室和研習會的成員們，多半都是健康狀況出了問題、深受疾病所苦的人，改善自己的身體狀況是他們最大的心願。當他們遵循「食養理論」，摒棄過去的飲食方式，改吃穀物蔬食之後，身體真的一天比一天更健康了！

◉你的病是「吃」出來的！改變飲食才能重拾健康

如果卡路里營養學真的有益身體健康，那麼現代人應該會比以前更健康，為病痛所苦的人也會日漸減少才對；然而事實並非如此，罹患慢性病與過敏的人反而與日俱增。其實卡路里營養學並沒有深厚的歷史基礎，相較之下，東方人的傳統飲食代代相傳，善用當季特有的食材烹調，雖然簡樸卻能維護身體健康。

話雖如此，擁有健康的身體並非易事，因為目前困擾你的不適症狀，是由過去飲食習慣慢慢累積而成，不可能只吃一星期的糙米飯，身體狀況就能完全改善。**疾病會反映日常的飲食習慣，所以飲食相當重要，好的飲食習慣有益身體健康，不好的飲食習慣卻會帶來各種疾病**，千萬不能小覷。

有鑑於此，各位的當務之急就是遵循「食養理論」，並耐心地維持這種飲食習慣，才能一步一步慢慢重拾健康人生。本書集結了一年四季都實用的一菜一湯料理食譜，這些食譜既節約又健康，各位做菜時不妨多加參考。

若杉友子

推薦序

跟著若杉婆婆一起吃出健康！

我在埔里山上休息的這整整十七天，為了親身感受在最不方便的環境下，心靈如何能獲得提升、常保喜樂，我住在用磚頭砌起來的小房子中，每天自己做飯、用餐，體驗與平常截然不同的生活環境。

在這裡，我每天得走一段遠路去取水。也許是因為年紀大了，容易忘東忘西吧！（特別是住山裡，身心靈都放鬆下來時，特別容易沒頭沒腦的。）打精力湯時，更常常一個小東西沒帶到，就得重新再跑一趟。雖然得這樣走來走去，但我卻樂此不疲。這幾天讓我收穫很多，體會到在不便的生活中，人在靈性上最容易獲得成長，同時最快能得到長進。

下山回到土庫源順觀光油廠，舉辦健康飲食說明會時，我的秘書遞給我這本《一菜一湯的健康奇蹟》的書籍原稿。我因為在山上充電多天，精神飽滿，一口氣就看完了。**我非常讚嘆作者若杉婆婆的行動力，她凡事親手種植、自己調理，不但**

按季節選擇當季食材，蔬菜的飲食方式更是均衡，所以若杉婆婆雖然與我年紀相近，身體卻非常硬朗。

◉讓婆婆的人生智慧，成為健康的座右銘

書中介紹的調理方法豐富，不但有乾煎、快炒、油炸等常見方式，甚至將白蘿蔔切圓塊水煮，或蒸熟後劃十字，再用芝麻油慢慢煎至雙面微焦，接著倒入自釀的醬油、酒和煮過的味醂，擺上切成絲的柚子皮，風味十足，讓人看了口水直流。此外，書中還收錄許多味噌料理、菜飯料理，提倡用海帶、香菇熬煮高湯，並特別提醒讀者選用天然無毒的香菇，海帶則不須泡水還原，保留原始營養。

若杉婆婆飲食的大原則是：春季宜苦，夏季多醋，冬季多油。此外，因為她自耕自食，每天會流許多汗，所以主張秋季宜鹹，以便補充體內所需鹽分。**書中所述盡是從婆婆寶貴的人生經驗中，一點一滴累積出的精華，但願成為每個追求健康者的座右銘。**

最後，我要謝謝若杉婆婆，您辛苦了！我對您書中的前言感觸最深，二十六年來我的生活方式也與您相近，年齡又相仿。您是我的好榜樣，今後我的白蘿蔔料理也要劃上十字，感謝天主，祈求天主祝福我們吃出健康、活出愛！

李秋涼

目錄 Contents

第1章 「一菜一湯」，營養又健康

第2章 食養生活，就這麼簡單！

第3章

一菜一湯三大食譜，一學就會

第4章

八大調理工夫，讓一菜一湯更美味

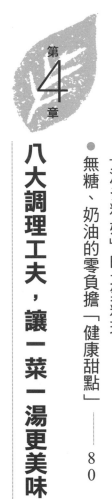

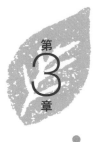

第5章 十二種調理法，變出四季好料理

第6章 用「快速料理」，豐富食養生活

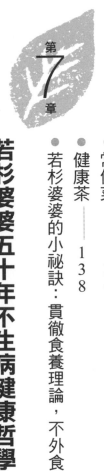

第7章 若杉婆婆五十年不生病健康哲學

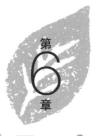

第8章

你不可不知的食物危險真相

第1章

「一菜一湯」，營養又健康

我76歲了，依舊每天下田工作、四處演講，
為什麼我年紀這麼大，還是天天精神飽滿呢？
「天產自給」與「一菜一湯」是我的健康祕訣，
而維持我身體健康的重要基礎就是——傳統飲食。

若杉婆婆不生病的「健康祕訣」

我這輩子從未因生病而臥床，每次只要一有感冒前兆或流鼻水等症狀，我就會將家裡現有的蔬菜磨成泥，以最天然的飲食療法治癒疾病。我並不懂其中複雜的醫學理論，只知道生病就算不仰賴他人，也能用最天然的療法治好自己的身體。

當孩子生病時，我從來不買成藥給他們吃，也不會一有症狀就大驚小怪地帶他們去看醫生；我會用天然的飲食療法，讓孩子靠自然的治癒力來戰勝病毒。正因如此，我的孩子從小就充滿活力，長大後也都相當健康。

雖然我今年七十六歲，但視力並沒有明顯地衰退，完全不需要配戴眼鏡，也能輕鬆看清楚眼前的事物；聽力也維持得很好，不需要助聽器，也能清楚聽見各種聲音；牙齒至今仍十分健康，無論咀嚼任何食物都難不倒我，還能吃得津津有味。

此外，我每天早睡早起，從早到晚都待在田裡工作、活動筋骨，卻絲毫不曾感到疲憊。感謝上蒼賜予我這麼美好的日子，讓我就算一個人生活，也能過得既健康又快樂！雖然在田裡工作，有時難免會忙到忘記時間，甚至忘記吃飯，但我的身體依舊非常健康。

◉推廣「食養理論」，為眾人健康盡一份心力

接著，讓我來談談我的健康祕訣——「食養理論」。

三十多年前，我接觸櫻澤如一先生提倡的「食養理論」之後，就開始廢寢忘食地研究，並將這個觀念告訴親朋好友，以及社區互助會成員。透過口耳相傳，才漸漸地普及開來。櫻澤先生是「長壽飲食療法」的創始者，以穀物蔬食治療疾病，再以傳統飲食為根基，將食養的觀念宣揚至全世界。他的精神讓我深受感動，所以直到今日，我仍舊積極推廣這套「食養理論」。

現在，我透過料理教室與演講活動，跑遍日本各地宣揚食養的觀念，讓一般民眾也能知道這套理論的好處和重要性。此外，我也出了好幾本關於食養的書籍。真的很感謝大家願意給我機會，讓我能為世人的健康盡一份心力，這是我至高無上的榮幸。

為什麼環境日漸富裕，反而疾病叢生？

我出生的年代正值第二次世界大戰，父母以捕魚、務農維生，家庭環境相當困苦。在那個貧困的年代，沒錢餬口的家庭通常會把小孩送去有錢人家當長工，藉此減少經濟負擔；至於一般家庭，能吃到蘿蔔飯、番薯飯或番薯粥就是萬幸了。那時我們家的生活，就宛如電視劇《阿信》的真實版一樣窮困。

美軍最後在廣島和長崎投下兩顆原子彈，結束了第二次世界大戰。戰後，日本社會出現了許多失去雙親的戰後孤兒、流離失所的遊民，以及在戰場中失去手腳的士兵，許多人沒有食物可吃，過著流浪、乞討的日子，苟言殘喘地過活。

儘管生活貧困，那個年代的小孩卻各個充滿活力，就算冬天也能早起餵牛、幫忙家裡做生意。他們每天辛勤地工作，忍受寒冷的氣候、陣陣的飢餓感和嚴峻的工作考驗，卻從來不曾抱怨、喊苦；雖然每天吃的都是粗茶淡飯，但卻精神奕奕，當時的我當然也不例外。

◉飲食精製化，健康就會出現危機！

隨著戰後經濟復甦，日本先後歷經「岩戶景氣1」、「神武景氣2」等經濟發展期，整個社會漸漸繁榮起來，人們也得以豐衣足食。那時是日本經濟發展的高度成長期，鄉下的年輕人們結伴到都市打拼，創造經濟奇蹟，日本就是在這段期間躋身「先進國家」之列。直至今日，日本仍舊是世界公認的富裕國家。

話說回來，經濟富足無虞之後，是不是就沒有任何煩惱了？事實上並非如此。**從貧窮生活晉升至富裕生活之後，我們進入了所謂的「飽食時代」，因為吃太多精製的加工食品，反而引發各種疾病，陷入病痛的無限循環中。**

傳統的飲食習慣是「一菜一湯」，遵循這樣的飲食方式，過去的人們雖然生活並不富裕，身心卻能維持在健康的狀態；沒想到進入衣食無虞的現代社會之後，兒童與年輕人的身體反而日漸虛弱，甚至因為不當的飲食習慣，導致許多女性不孕，讓日本的少子化危機日益嚴重。

1 一九五四年十二月至一九五七年六月，日本出現的戰後第一次經濟發展高潮。
2 一九五八年七月至一九六一年十二月，日本出現的戰後第二次經濟發展高潮。

返璞歸真的「食養理論」，改變我一生

我先生是一名外派員工，常被公司派往東京、大阪等地工作。婚後我們一共生了三個小孩，最後好不容易才在靜岡定居下來。在靜岡時，我閒暇之餘積極參加各種機關團體舉辦的活動，認識了許多志同道合的朋友。例如我參與的手工皂活動，就吸引了一千多人共襄盛舉，規模日益龐大。此外，我還和當地居民共同成立「手工味噌講習會」，至今仍不斷進行著各種「生活運動」。

活動中認識的朋友送我一本櫻澤如一先生的著作，書中獨特的「食養理論」深深震撼了我，就像醍醐灌頂一般，開拓了我未來的「食養人生」。之後，我四處打聽相關的機構，無論地點多麼遙遠，我都會帶著這本書，前往當地研究「食養理論」。在過程中，我認識了櫻澤先生的弟子，從他身上獲得許多啟發。

對我來說，學習「食養理論」、實踐穀物蔬食的生活，是一件既新奇又有趣的事，因為從身心的變化，就能清楚地感受到自己越來越健康。我想將這樣的經驗告訴更多人，讓大家都能知道這套理論對身體的好處。

移居綾部深山，過「自給自足」的生活

一九八九年，我成立了一間專門販售天然食品的「靜思生命與生活之店」，從此一腳踏入未知的食養世界。當時正值泡沫經濟的全盛期，金錢與物質就是財富的象徵，然而環境卻在人類追求財富的過程中遭受污染，黑心食品日益氾濫，社會到處充斥著疾病，以及受到病痛折磨的人。

面臨如此嚴峻的現狀，為了能讓大家擺脫疾病、重拾健康的身體，我積極推廣「食養理論」，與「一菜一湯」的飲食。我邀請熟知櫻澤先生食養理論的弟子到各地演講，並召集親友和當地居民共襄盛舉，更開設料理教室，獲得廣大的迴響。

之後我慢慢發現，自給自足的生活正是食養的原點。於是，我花了一年多的時間跑遍日本各地，才終於找到最能實現理想的落腳之處——京都綾部山區。我認為在那塊土地上，一定能實現自給自足的夢想，於是決定拋下一切，前往綾部的深山裡生活。

遵循老祖先智慧，奉行「身土不二」

綾部市位於京都北側山林，地點偏僻，是個鮮為人知的小村落。這裡的交通相當不便，一到冬天路面甚至會出現一公尺以上的積雪，而屋齡一百八十年的老房子，覆蓋著一層厚厚的積雪，簡直就像雪屋。不過也因為下雪的緣故，這裡的稻米、蔬菜野草和水都格外鮮美，空氣也特別清新，得天獨厚，宛如人間仙境。

為了實踐「身土不二」的理想生活，我每天都過得相當充實忙碌，一點也不輕鬆。每年一到春天，草木開始發芽，染上一片新綠，那種到野外摘蕗薹與魁蒿回家吃的生活，讓我的身心都感到無比的幸福。

◉回歸只吃當地、當季食物的「原始生活」

老祖宗代代相傳的「身土不二」理念，是指只吃當地出產的當季食物，換句話說，**「身土不二」就是身（身體）與土（土地）不可分割為二的飲食觀念。**

在這片土地生長的人，最好是吃當地種植、收穫的食物。過去三千年來，我們的祖先將這樣的飲食觀念視為圭臬，並且奉行不諱，食衣住行的各個方面，都建立在「身土不二」的基礎上。

用深山裡的林木蓋房子、從植物抽絲捻線，織成布料，或是養蠶製成絲線或絲綢。種植稻米、蔬菜的農耕生活相當辛苦、忙碌，為了生活，常常要從早工作到晚。傳統家庭雖然貧苦，無法給孩子優渥的生活，但一家人感情融洽，比現代家庭的羈絆更深厚，家人之間也更能互相包容。

我現在住在屋齡高達一百八十年的老房子裡，這棟房子是從過去「身土不二」的年代流傳下來的寶物。我在這片土地上過著簡樸的原始生活，在食衣住這三方面，盡可能地維持「身土不二」的生活型態。

「天產自給」的原始生活，才是健康之道

現在，我的生活過得相當簡單樸實，每天吃後院菜園裡的蔬菜、外面摘回來的野菜、自己種的稻米，以及親手釀造的味噌。我女兒自己種芝麻，於是我就用芝麻榨油食用。

家裡雖然有瓦斯和電，但幾乎沒有家電製品，照明是唯一會用電的地方，所以每月電費只需一千多日圓。我用燒柴火的爐灶和燒木炭的七輪炭烤爐做菜，只有在客人來訪時，才會用瓦斯爐煮飯。此外，洗澡也是用柴火燒熱水，就連平常飲用的水也是山裡的湧泉。

正因為日常生活中的一切全都取自於山林，所以我常到深山裡打掃，維持大自然環境的潔淨，而那片山林的主人就將薪柴當成謝禮送給我，我再拿薪柴來燒熱水洗澡。

雖然我說自己是過著「自給自足」的生活，但實際上大自然也幫了我不少

忙，所以應該說我過的是「天產自給」的生活，接受大自然的恩惠，心懷感謝地使用大自然所賜予一切，這就是我現在的生活。

◉「靠天吃飯」，與大自然相依相存的簡樸生活

當初我會搬到綾部深山中居住，全是因為幕府時代思想家安藤昌益的一句話：「不親自種稻而去買米來吃的人，可說是天底下最猖狂的盜賊。」這句話讓我感到羞愧，於是下定決心自己種植稻米。

搬到綾部市定居後，許多人都相當羨慕我的生活，但各位不知道的是，這裡的冬天十分寒冷，所以一到冬天，生活就會變得相當艱困。

這一帶每年冬天一定會下大雪，剷雪是每天的例行工作，有時積雪太深，甚至得花上三小時才能清除完畢。而且房子只有一台燒柴火的暖爐，雖然我覺得已經夠暖活了，但住在都市的朋友們來訪時，都打著哆嗦直呼：「太冷了！好冷哦！」不僅如此，每到春秋兩季，不時還會有猴子、熊和山豬跑來村裡覓食呢！

雖然這裡的環境相當嚴苛，但「無法違逆」也是與自然共生的優點之一，這

就是所謂的「靠天吃飯」，我父母那一代的人都是這樣生活過來的。

我和孩子們說：「我死後不需要舉辦喪禮，就在深山裡挖個洞埋葬就好，我想將自己獻給大自然。」遺憾的是，他們對我說：「我們能理解妳選擇這種埋葬方式的心情，但這麼做是違法的，會被逮捕哦！」哈哈哈，看來老太婆的心願是無法達成了。

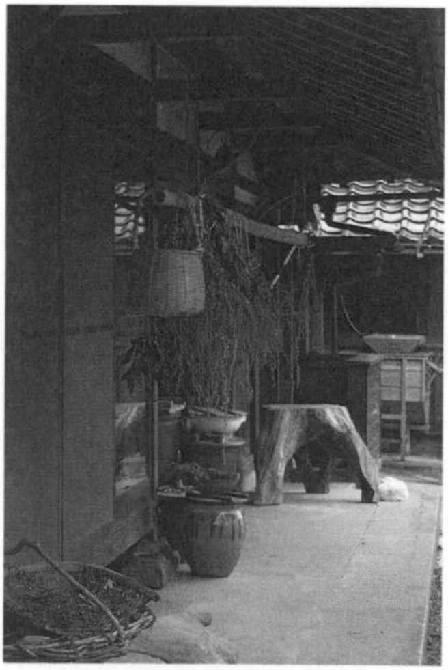

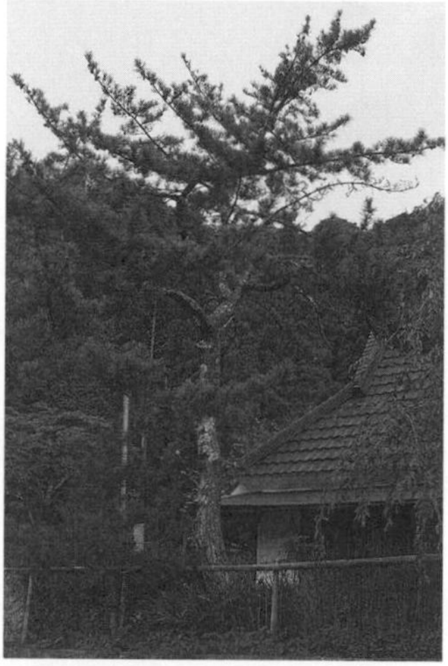

▲在綾部深山中的老房子裡，過自給自足的生活。

實踐自然農法，吃「自種蔬食」最健康

搬到綾部市最大的目的就是「種稻」，所以一搬過來就立刻開始播種。至於蔬菜，則維持我在靜岡時相同的作法，堅持只吃自家種植的蔬菜和山裡的野菜。自己種稻一點都不難，只要每年將種子保留下來，隔年就會自然地發芽生長。

包括有機蔬菜在內，目前市面上流通的蔬菜幾乎全是「F1種子」，這種種子來自專門培育種苗的公司，特色是沒有生殖構造，所以只能維持一年的壽命。換句話說，它們是無法繁衍後代、「沒有未來」的種子。

我曾經種過友人送我的F1黃豆種子，雖

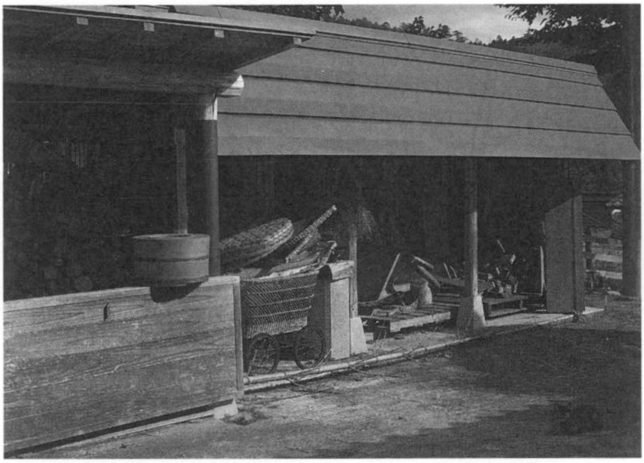

▲「自給自足」的生產工具，回歸自然的食養生活。

然一開始生長速度很快，莖和葉子一下就長齊了，感覺充滿了生命力，但開出的花朵卻毫無生氣，更遲遲長不出豆莢和豆子，好不容易長出了豆莢，裡頭卻沒有豆子。當我發現這一點時，簡直驚訝得說不出話來，因為這些種子根本無法孕育新生命。

至於OP種子則不同，可以反覆種植好幾代。以白蘿蔔為例，農民在種植時，一定會從中挑出最優良的品種來延續後代，這是相當普遍的作法，因為唯有如此，才能成功地種出健康的植物。

所以我開始學習這樣的作法，等採收完之後，再將最健康、最飽滿的作物再種回去，作為下次收割的種苗。如此一來，到了隔年我還是能夠吃到又大又飽滿的蔬菜。

◉與動物和平共生，是自然農法的「最高原則」

我目前實踐的是「不耕作、無肥料、無農藥」的自然農法，只要好好地播種即可。儘管作法簡單，但卻能種出多達一百三十種的作物！

雖然菜園裡有許多雜草，但只要看到鹿媽媽帶著鹿寶寶們從山上下來吃草時，我就會覺得放任雜草叢生，其實也是好事一樁。不過，鹿媽媽與鹿寶寶們不只會吃雜草，有時候還會偷吃我種的蔬菜。

為了稍微阻擋動物們的侵擾，我請兒子做了一個簡單的柵欄。每年一到秋天，柵欄外的栗子樹結出栗子時，經常會看到熊和猴子前來摘取，這種與**動物和平共生、共存的生活模式，正是自然農法的最高原則。**

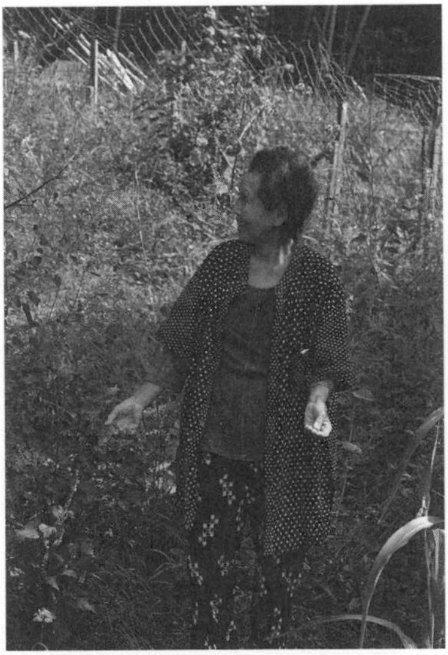

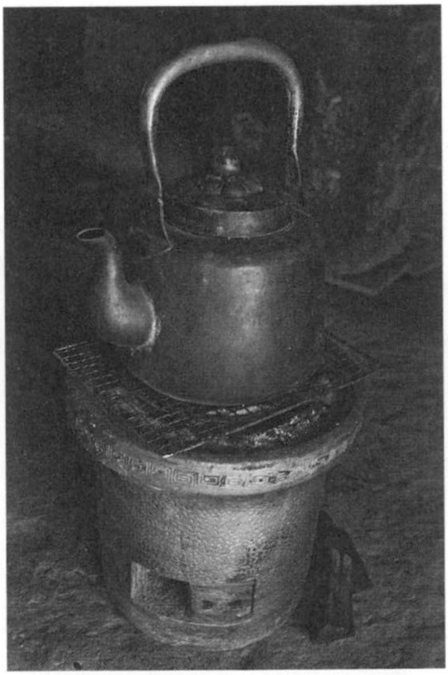

▲若杉婆婆與大自然互助互惠、和平共生，這就是食養生活的最高原則。

只吃「當季食物」，現煮現吃才新鮮

食用田裡的蔬菜，其實就是實踐「只吃當季食物」的精神。野菜的發芽生長，宣告著新季節的到來，所以吃自家種植的蔬菜，就等於是吃下了當季食物。

我的料理原則是：除了曬成菜乾，或是鹽漬保存的蔬菜外，其餘的蔬菜一律現採現煮，盡快食用完畢。因為沒有冰箱能冷藏食物，我都是「吃多少、採多少」，只採收自己吃得完的分量，從來沒有食材無法保存的問題。

剛採下來的蔬菜，必須配合現狀烹調。我會視蔬菜採收後的狀態，再決定以水煮或熱炒的方式料理，一旦決定後就立即烹煮。料理方式相當簡單，只使用醬油、酒和少許的芝麻油來調味。我會事先用昆布煮高湯，需要時就能立即派上用場，也多虧如此，我做菜才能又快又好，一點都不費工。

◉精製白米缺乏營養，餐餐吃「糙米蔬食」最健康

主食的方面，我只吃糙米或胚芽米，因為精製過的白米已經將最好吃、最營養的部分全都去除掉了，相對的健康價值也較低，只能用「粕」來形容，說是「米渣」也不為過。

實踐「食養生活」時，請盡可能地食用糙米。如果吃不慣糙米，不妨改吃精製程度較低的胚芽米。再搭配一道以新鮮蔬菜和藻類煮成的小菜、一碗味噌湯，就是豐盛又營養的一餐了！

此外，有些蔬菜如果不馬上採收，枝葉很容易越長越多，最後甚至枯萎。遇到這種情況，我會多採收一點做成佃煮1，或用鹽、醋、米糠醃漬備用，為簡樸的每日飲食增添一道風味小菜。

不需要吃豬排、炸雞等肉類食品，一菜一湯的

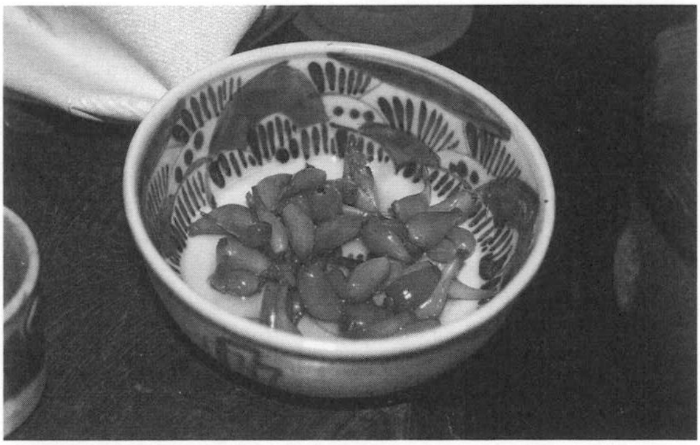

▲多一道風味小菜，為食養生活增添樂趣。

穀物蔬食就是我的活力來源。只要各位和我一樣，改吃一菜一湯的健康飲食，就能了解我內心的感受。**如果你住在都市中，無法親自種植蔬菜、稻米，請別在超市採購食物，花點工夫尋找生產安心蔬菜和有機米的農家，直接向他們購買食材吧！**

1 「佃煮」是日式烹調法，常用醬油和味醂煮魚乾、貝類海藻等食品。味道較鹹，利於保存。

「一菜一湯」營養充足，不需計算熱量

我認為最好的飲食型態就是「一菜一湯」。

「一菜一湯」最早盛行於禪寺，料理方式樸實簡約。因為是禪寺料理，菜色沒有大魚大肉，可說幾乎是「全素」，但隨著時代變遷，「一菜一湯」儼然成為庶民的傳統飲食型態。

此外，也有「三菜一湯」的飲食方式，但這種飲食型態只有在值得紀念的特殊日子，或是有客人來訪時才會出現。所以，就東方傳統的生活型態來說，「一菜一湯」才是最佳的飲食型態。

事實上，「一菜一湯」這種反璞歸真的飲食方式，也蘊含著對現代營養學濃厚的批判意味。戰後日本受到美國的影響，開始接受西方的營養觀念，例如：每天要吃三十三項食物、攝取二四〇〇卡路里等。當時日本正處於食材短缺的危機時期，但卻還是接受了這一套營養觀念，人們拚命搶購各種食材，只為達到每日的飲

食目標。

如果單靠蔬菜，要達到每日攝取二四〇〇卡路里的目標，根本難如登天，必須配合富含脂肪的煎肉排或炸肉塊，才能順利達成每日的目標熱量。為了達成這個目標，學校的營養午餐甚至每天供應牛奶、奶油或人造奶油；而我們的飲食歐美化之後，不但開始以肉類為主食，每天只吃少量的沙拉，甚至漸漸捨棄以燉煮和涼拌蔬菜為主的傳統飲食習慣。

◉年輕人體力不佳，全是「西方飲食」惹的禍！

這種飲食習慣的改變，使得日本人罹患慢性病的比例逐年升高，許多孩童更深受異位性皮膚炎和過敏所苦，醫院的小兒科門診外，天天擠滿了等待就醫的小孩。這些變化讓我不禁懷疑：「西方的飲食習慣真的好嗎？」

在過去的年代，雖然生活相當貧困，甚至連「一菜一湯」都成問題，餐餐只能以薯類果腹、喝湯充飢，但人們不僅身體健康，每天更是精神奕奕、充滿活力。即使身材矮小，拉人力車的小哥還是能一股作氣地將外國觀光客從東京載到日光，小個子的青年也能輕鬆扛起一袋六十公斤的米，健步如飛地運送至目的地，這些例子都不在少數。

相反的，現代的年輕人豐衣足食，體力卻差得驚人。讓我不免疑惑：現代年輕人的體力究竟到哪裡去了？為什麼飲食歐美化之後，體力卻大不如前？

其實，**糙米本身就含有豐富的礦物質，只要再搭配大量的蔬菜食用，根本不需計算熱量，簡樸的「一菜一湯」也能獲得充分的營養。**我現在就是靠「一菜一湯」的飲食型態，來維持充沛的體力。

改善體質，回歸「傳統飲食」就對了！

最近越來越多人有體溫偏低的問題，來找我和女兒典加求助的年輕女性當中，許多人的平均體溫竟然只有三十五度！這些女性個個臉色慘白，手腳冰冷，看起來十分無精打采。

體溫偏低的女性，生理期往往容易產生劇痛，只能靠躺臥休養來紓緩身體的不適。如果妳也有上述的困擾，未來婚後又想生下健康的孩子，現在的當務之急就是「改善體質」。

低體溫會導致代謝機能變差、自律神經失調和免疫力下降等各種問題。許多研究顯示，免疫力一旦下降，很容易引發感冒、腹瀉，甚至增加罹癌的機率。此外，如果因為血液循環不良導致體溫偏低，更容易引起肩膀痠痛、代謝變差等問題，可說是百害而無一利。

◉一菜一湯不減鹽，改善低體溫最有效

實踐以穀物為主的「一菜一湯」飲食習慣，不僅能避免陷入低體溫的危機，對身體健康也相當有幫助。

我的料理雖然都是「粗食」，但卻飽含豐富的礦物質。除了糙米、胚芽米之外，也會將大量的五穀雜糧入菜，因為多吃雜穀做成的料理，可以達到溫暖身體的效果。我用稗子和黍做成的可樂餅非常美味，無論大人、小孩都吃得津津有味，吃完還會念念不忘呢！

此外，**我不會刻意減少鹽巴的用量，因為如果鹽分攝取不足，就無法改善身體冰冷的問題**。充分活動身體，讓自己大量流汗之後，再適度補充鹽分，才能確實提高體溫。

一般來說，食用高脂肪的歐美化食物，會在短時間內提高身體的溫度，而身體為了保持平衡，就會開始冒出想吃「甜食」或「生菜」的念頭，從此陷入「一吃肉就想吃生菜或甜食」的惡性循環裡。由此可知，飲食習慣長期歐美化，對身體並無任何益處。

日本室町時代流傳至今的「小笠原飲食禮儀」中，其中有一項是：三口飯夾一次菜。也就是吃了三口飯後，才能動手夾一次菜。或許各位會擔心飯的比例太高，導致營養不夠均衡；但日本自古以來，始終維持這種飲食習慣，我們的祖先們代代都是依循這樣的方式用餐。有鑑於此，我認為**一菜一湯才是最理想的飲食型態，也是東方人最正確的飲食型態。**

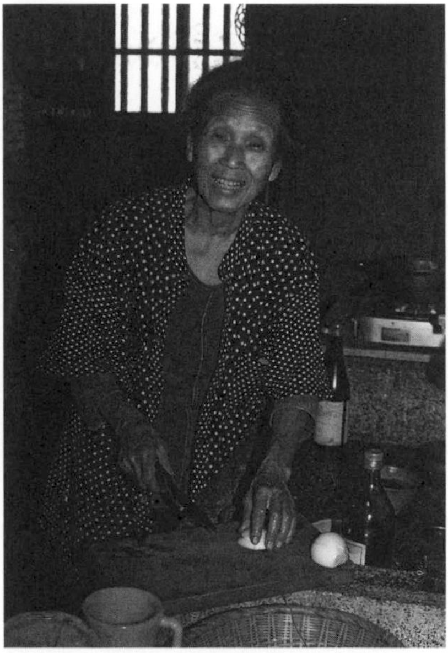

▲若杉婆婆健康的笑容。

醫師宣告沒救，卻靠「食養」延命六年

一個人會不會生病的重要關鍵，其實就在於平日的「飲食內容」。請各位拋開「生病就要看醫生」的刻板觀念，努力實踐不生病的健康生活吧！只要吃對食物，自然能遠離疾病和醫生。

一路走來，我看過無數人因為改變飲食習慣，而大幅改善了身體狀況，最好的例子就是我的先生。我先生十年前被診斷出罹患「小細胞肺癌」，醫生宣告他只剩兩個月的壽命。當時他的肺癌已經進入了第四期，可以說是無藥可救，只能「等死」。

我先生與我的飲食型態截然不同。他從以前就喜歡暴飲暴食，餐餐無肉不歡；而我則每天實踐食養觀念，秉持一菜一湯的飲食型態。雖然是同住一個屋簷下的恩愛夫妻，但因為飲食習慣截然不同的緣故，一直以來，我們都是各吃各的、各過各的生活。

◉實踐食養生活，改吃傳統蔬食，癌細胞自然消失

生病之前，我的先生完全無法接受食養理論，只要看到餐桌上擺著芝麻豆腐或野草料理，他就會翻桌表示抗議。罹癌之後，孩子們都勸他改變飲食習慣，告訴他：「人之所以會生病，其實全是『食物』所造成的！」希望他能相信食養理論，嘗試較為清淡的蔬食料理。

或許是因為別無他法，迫於無奈之下，他只好抱著死馬當活馬醫的心態，開始嘗試我的食養生活。從那天起，他戒掉了肉、蛋、牛奶與乳製品，改吃以糙米飯、味噌湯和蔬食為基礎的「一菜一湯」料理。此外，他每天早中晚都會固定飲用我親手焙製的黑烤糙米茶、茭白筍茶與黑烤醃梅乾茶。

持續這樣的飲食型態一陣子之後，奇蹟竟然發生了！我先生的肺部腫瘤變得越來越小，從此以後，他再也不猶豫，持續維持食養生活，每天聆聽自己體內真實的聲音。就這樣，他跌破醫生的眼鏡，多活了整整六年的時間，最後體內的癌細胞更奇蹟似地消失了！

然而遺憾的是，我先生在癌細胞消失之後，開始故態復萌，恢復過去大魚大肉的日子，最後仍不幸罹患肝癌過世。如果他能堅持實踐食養生活，或許就不會有這樣的憾事發生了。臨死之前他對我說：「謝謝妳，讓我多活了六年健康的人生。」說完後才安詳地離開人世。

「一菜一湯」養生法，效果驚人！

因為改變生活習慣，實踐食養理論而恢復健康的人，並不只有我先生一人。許多參加料理教室的學員、移居綾部的居民，都因為以糙米、穀類、蔬菜為主的「一菜一湯」飲食而重拾健康。我在靜岡認識的好友土田美智江女士，就是最好的例子。

她以前有很嚴重的花粉症，腎臟功能也很差，甚至還有胃下垂等問題，可說是「百病纏身」。因為親戚開水果行的關係，她每天都能收到吃不完的水果，我偷偷懷疑，她的身體狀況每況愈下，可能與水果攝取過量有關。

某天，土田突然向我說她想學習食養理論，改善身體健康。從此之後，她天天用土鍋煮糙米飯、喝梅醬番茶，更戒掉了愛吃的水果、生菜與甜食。持續這樣的飲食型態一陣子之後，過去讓她困擾不已的疾病不僅一一消失，整個人也變得容光煥發。

還有另一位六十多歲的女性，在讀了我的書後，下定決心開始吃糙米蔬食。她是一位身體健壯的游泳好手，過去為了方便，常吃麵包果腹。接觸食養理論後，她改用土鍋煮糙米飯，吃外面採回來的新鮮野草，由內而外提升體力。自從改吃糙米蔬食後，她的游泳紀錄不斷刷新，感嘆地對我說：「麵包無法提升體力，還是糙米飯的力量最驚人！」

◉健康，無法速成！堅持下去才能「改善體質」

此外，也有許多女性想效仿我和女兒典加，過著自給自足、身土不二的生活，她們為了實踐自己的理想，紛紛搬到綾部居住，展開返璞歸真的食養生活。她們的身體因此變得越來越健康，在這個人口稀少的小村子裡，已經有八名孕婦，想想真是不可思議！

當她們還住在都市時，成天被生理痛、生理期不順、手腳冰冷、體溫偏低等問題所困擾；但現在卻異口同聲地表示，因為一菜一湯的飲食生活，提高了身體的溫度，她們才得以成功受孕。

在此我要先聲明一點，**食養生活並不是只要今晚開始實行，明天就能立即見效的靈丹妙藥，必須長時間持續下去，才能改善體內長年累積的問題。**

在身體狀態慢慢好轉、正常的生理節奏重新被建立起來的這段期間裡，請各位務必耐心地維持「一菜一湯」的飲食生活，因為這就是維持身體健康最根本的祕訣！

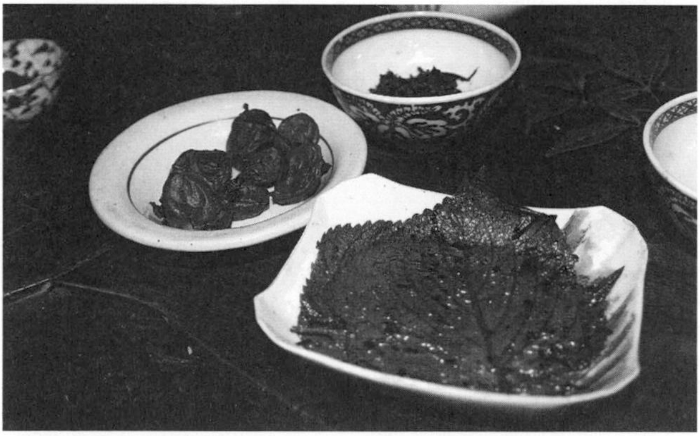

▲紫蘇葉和醃漬梅，配上一菜一湯，簡單又美味。

第2章

食養生活，就這麼簡單！

隨著四季更迭，蔬菜、野草變化滋長，
這種自然的生命規律，蘊藏著無限的能量。
而「一菜一湯」正是遵循自然規律的健康飲食，
讓身體吸收大自然的能量，才能重拾健康活力。

菜色簡單，不必煩惱「今晚吃什麼？」

日常飲食中，許多人最普遍的煩惱都是：「今天要吃什麼？」我從來不曾有過這類的煩惱，所以忍不住好奇地猜想各位為此煩惱的原因。我認為大家之所以有這樣的煩惱，原因就在於菜色的選擇太豐富了。

我的料理都是由「食養」的理論研發而來，菜色相當簡單，主食只吃糙米或胚芽米，再搭配一道菜及味噌湯，僅此而已。這就是讓我天天活力十足的一菜一湯飲食法。至於主菜，我堅持使用當季蔬菜，烹調方式也很簡單，不外乎涼拌、醋醃、汆燙、快炒等，都是在幾分鐘內就能完成的調理方式，所以我根本沒時間去煩惱「今天要吃什麼？」的問題。

◉ 吃米飯最好！麵包屬陰性，對健康無益

因為主菜較為清淡，所以在湯品的部分，我會再添加許多當季食材來增加豐

富度。話雖如此，我卻從不放蛋和肉類等動物性蛋白質高的食材，只放營養價值高的當季蔬菜和海藻。在主食方面，我堅持一定要吃米飯，如果能用營養價值比白米更高的糙米或胚芽米更好。如果當天的主菜和湯品口味比較清淡，我會在米飯內另外加入當季食材，煮成美味的炊飯。

我不把麵包當成主食，是因為**麵包會受空氣影響而膨脹，根據陰陽觀念，會膨脹的食物屬陰性，對身體健康較無益處。**一菜一湯的飲食法非常簡單，只要按照上述方式搭配主菜、湯品和飯即可。我從來不為「要吃什麼」而煩惱，所以各位也無須將寶貴的時間，白白浪費在這種無謂的事上。

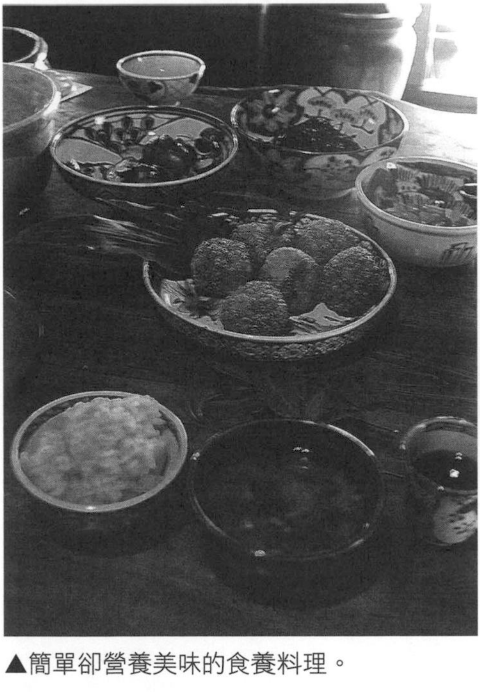

▲簡單卻營養美味的食養料理。

只吃當季食材，讓身體熟悉「大自然規律」

隨著季節的變化，我們吃的食物也要跟著變化。例如：一到春天就會冒出新筍，所以只要吃到竹筍飯，就會瀰漫一股「春天到了」的驚喜氛圍；而夏天酷熱，要多吃番茄、小黃瓜和西瓜等食物，補充身體的水分；秋高氣爽時，最適合以栗子、芋頭、新米等食材，煮成美味的栗子飯或芋頭飯；當時序進入冬天之後，則要多吃根莖類和小松菜等蔬菜，增加料理的豐富度。

當季食材得在盛產期內食用，這是理所當然的道理。從數據上來看，**當季食材含有豐富的維生素和多種營養成分，而生長在野外的當季蔬菜，又比溫室栽培的蔬菜更有營養，對身體健康也更有幫助。**

然而現在一走進超市，就發現在冬天也能買到夏季盛產的番茄和小黃瓜。這類夏季蔬菜會使身體變冷，不適合在冬天食用。我真搞不懂為何農家要建造溫室，堅持要在冬天種植夏季蔬菜？令人匪夷所思的還有貿易公司特地在冬季時，從遙遠的南半球進口南瓜到日本來。經過長途跋涉運送來的蔬菜，怎麼可能新鮮？

◉冬天吃夏季蔬菜，會讓身體更「虛」

造成這個現象的原因追根究柢，正是因為現代人越來越不重視傳統的飲食文化。我們的飲食習慣，從過去只吃當季蔬菜的傳統飲食，漸漸轉變為食用大量肉類的歐美化飲食。

肉類吃多了，自然就會想吃生菜，而常見的生菜幾乎都是萵苣、小黃瓜、番茄等夏季蔬菜。換句話說，在冬天大口吃肉時，自然會想搭配夏季蔬菜。我們生長在四季分明的東方國家，在飲食上卻效法四季不分的西方國家，難怪身體會越來越虛弱，罹患貧血、低血壓、低血糖等不適症狀的風險也與日俱增。

自然界自有它規律的節奏。綾部市每年一到三月，蕗薹與魁蒿就會紛紛發芽，接著是水芹、馬蘭等。只要觀察家中菜園新生的野草，就能知道現在正處於什麼季節。我認為最重要的關鍵在於——讓身體熟悉大自然的節奏。**身體一旦熟悉每個季節所蘊藏的能量後，就能配合萬物生命週期的運行**，這就是我只吃當季食材的原因，也是自然界亙古不變的真理。

你不可不知的「當季食材」大公開

雖然我一直呼籲大家要吃當季食材，但現代人根本不知道何謂「當季」。為了讓大家更容易理解，我特地製作下列表格，彙整出一年四季的當季食材。表格分成「一定要吃的食材」（〇）、「偶爾可吃的食材」（△）以及「千萬別吃的食材」（×）三類，請各位在烹調時，盡可能選擇「一定要吃的食材」。

千萬別吃的食材
綠球捲心菜、馬鈴薯、綠蘆筍、四季豆
魚腥草、歐洲蕨、紫萁、楤芽、虎杖
奇異果
旗魚、鰤魚、花枝、沙丁魚、蝦子、角蠑螺
綠蘆筍、秋葵、毛豆、芋莖、旱芹、生菜、青江菜
———
哈密瓜、桃子
柴魚、丁香魚
荷蘭芹、菠菜、小蘿蔔
魚腥草、蕨菜、紫萁、楤芽、虎杖
五葉木通、無花果、石榴、葡萄
沙丁魚
花椰菜、綠花椰、生菜、慈姑
魚腥草、蕨菜、紫萁、楤芽、虎杖
———
沙丁魚、鰤魚

◉ 春夏秋冬「當季食材」選擇一覽表

季節	類別	一定要吃的食材	偶爾可吃的食材
春	蔬菜	高麗菜、春菊、韭菜、蠶豆、洋蔥	萵苣、大蒜
春	野草	水芹、鴨兒芹、馬蘭、筆頭菜、甘草、魁蒿、薊、蕗薹、莢果蕨嫩芽、薤白、蜂斗菜、淺蔥、蒲公英、繁縷、虎耳草、鼠麴草、車前草	筍子、九眼獨活
春	水果	夏橙、草莓、櫻桃	————
春	海鮮	————	糯鰻、比目魚、泥鰍、鯔魚、鱸魚、白帶魚、飛魚、花蛤、文蛤
夏	蔬菜	玉米、韭菜、瓜科蔬菜（南瓜、小黃瓜、冬瓜、苦瓜等）	綠辣椒、無翅豬毛菜、生薑、番茄、茄子、紅辣椒、萵苣、青椒、薤、蠶豆、豌豆、紫蘇
夏	野草	蜂斗菜、木耳、水田芥、紅心藜、白藜、月見草、桑、水芹、牛膝、鴨跖草、凹頭莧、野莧	明日葉
夏	水果	櫻桃、西瓜、東方甜瓜、草莓	杏子、李子、枇杷
夏	海鮮	————	花蛤、鮑魚、角蠑螺、文蛤、小鮑、竹筴魚、糯鰻、香魚、花枝類、三線磯鱸、條石鯛、日本鰻鱺、鰹魚、剝皮魚、鱸魚、沙 、海鰻、白姑魚、牛尾魚、鮭魚、櫻鱒、無備平鮋、鯧魚
秋	蔬菜	紅蘿蔔、牛蒡、蔥、零余子[1]、細葉野山藥、百合根、蓮藕、小松菜、南瓜	蕪菁、芋頭、冬瓜、山芋、番薯、香菇、鴻喜菇、松茸
秋	野草	淺蔥、紅心藜子	————
秋	水果	栗子、蘋果	柿子、銀杏、梨子
秋	海鮮	————	日本下鱵魚、花枝、秋刀魚、剝皮魚、舌鰨魚
冬	蔬菜	紅蘿蔔、牛蒡、白蘿蔔、細葉野山藥、百合根、薯蕷、日本瓦松、佛掌薯、番薯、蔥、水菜（京菜）、小松菜、春菊、芥菜、白菜、萵苣	蕪菁、小蕪菁、芋頭、薯蕷
冬	野草	鴨兒芹、水芹、繁縷、鼠麴草、蕗薹	竹筍、九眼獨活
冬	水果	金桔、苦橙、橘子、柚子、蘋果	柿子
冬	海鮮	————	章魚、河豚、鱈魚、海參、比目魚、鯉魚、鯽魚、血蛤、牡蠣、干貝、螃蟹、鯛魚

參考資料《使用土鍋烹煮出為身心充電的山林料理》（齋藤典加著・若杉友子監修）

四季這樣吃：春苦、夏醋、秋鹹、冬油

話說回來，各種味道的食材該怎麼相互搭配，做出來的料理才能符合「食養理論」呢？其實，只要參考石塚左玄撰寫的《食養道歌》即可。石塚左玄是第一個提倡「食養理論」的人，他在明治時代擔任陸軍的藥劑監。在那個時代，營養學還不算是一門正式的學問，但他卻已經在飲食中融入「陰陽五行」的觀念，藉此調養士兵的身心狀況，並大力宣揚「醫食同源」的理念，用食養理論來治療疾病。

◉ 酸甜苦辣鹹！不只食材，味道也要「因時制宜」

他在親筆撰寫的《食養道歌》中說道：**「飲食切記：『春季宜苦』、『夏季多醋』、『秋季宜鹹』、『冬季多油』。」**

所謂的「春季宜苦」，是指**春天時要多食用含有「苦味」的食物**。每年一到春季，就是富山賣藥人販售「熊膽」的季節，「熊膽」是一種極苦的藥材，生病的人只要吃下它，保證能藥到病除。換句話說，春天只要多吃含有苦味的食物就對了！因此，春天正是品嚐山菜的最佳季節。

至於夏季，左玄認為是適合吃醃漬食品的季節。氣候炎熱時，肝臟的陽性會越發強烈，為了抑制旺盛的肝火，就需要以屬陰性的醃漬食品調和。這裡唯一要注意的是，夏季的醃漬食品大多是使用同屬陰性的小黃瓜等食材製成，請避免食用過量，導致陰性太過旺盛，造成體質虛寒。

秋季屬陰，所以肺臟不好、屬於陰性體質的人，病症很容易在這時加劇，**建議不要食用同屬陰性的辣椒和山葵等辛辣食材，應多吃些用鹽調味的陽性食物。**

至於冬季，由於天氣寒冷，容易較少活動身體，而導致體質轉為陰性。這時，就要使用陽性較強的油品作為調味。日本有句話叫「油斷大敵」，指的是因為一時疏忽、粗心大意而導致失敗，為了避免體質虛寒，冬天請切記絕不能「斷油」！

在季節的自然更迭中，品嚐適合每種特定食物的味道，這味道包含「酸」、「甜」、「苦」、「辣」、「鹹」五種，左玄將這五種味道結合為「陰陽五行說」，提倡依照季節的變化，品嚐各種不同的味道。

六種天然調味料，讓料理更美味的祕訣

選購調味料時，請務必選擇品質優良的產品。在此呼籲各位，一定要重新認識那些遵循古法釀造的天然調味料，不要以價格作為選購標準。

純天然釀造的調味料，是花許多的時間與工夫才完成的產品；相反的，市售的速成調味料，風味不但缺乏層次，甚至會用胺基酸等添加物蒙騙社會大眾。調味料是每天必須要食用的產品，更應該嚴格地把關，絕不能讓人工添加物摻雜其中。

我做菜時使用的調味料相當簡單，只有醬油、味噌、酒、味醂、芝麻油和菜籽油等六種，因為種類不多，所以我堅持選擇品質優良又美味的產品。

醬油

「醬油」是料理中最重要的調味料之一。以充分拌勻蒸熟的黃豆和炒過、磨碎的小麥製成醬油醪，接著將醬油醪倒入木桶中，每天攪拌均勻，用將近一年的時間耐心等待發酵，就能釀出香醇美味的醬油。遵循古法釀製而成的醬油，因為經過充分的發酵，嚐起來十分順口、醇厚且富有層次。家中最好準備濃醬油、淡醬油各一瓶，做菜時將兩者混合使用，更能增添料理的風味。

味噌

「味噌」也是我做菜時最重要的調味料之一。雖然味噌的原料「黃豆」會使身體虛寒，但添加米麴、天然鹽，經過一到三年的釀造之後，黃豆就會徹底地分解成胺基酸，轉變為溫暖身體的良好食材。

最好避免使用釀造一年的味噌，因為功效不佳；釀造兩年以上的味噌才具有食療的功效，不但能提高基礎體溫，還能發揮淨血與造血的作用。經過三年的長期釀造之後，味噌會慢慢地轉化為陽性食材。這漫長的等待絕對是值得的，這也是我每年都會自己釀造味噌的原因。

我習慣將釀造三年與兩年的味噌混合使用，製成美味料理。先將味噌放在甕裡長期保存，做菜時再取出兩種以上的味噌加以混合，讓料理更美味。我不僅每天喝味噌湯，更積極地將味噌用在各種料理中，例如：用味噌炒菜或製成味噌串燒。

此外，味噌也有助於提高體溫，非常適合體溫偏低的女性食用。

酒・味醂・醋

市面上售有許多含有酒和味醂的調味料，這些調味料以各種添加物製成，為了身體的健康著想，請各位切勿選用這類的產品。請務必選購遵循古法釀造、富含天然胺基酸的「純米酒」，以及國產有機栽培、經過自然熟成的「味醂」。

「醋」屬於溶血性食品，會溶解血液、導致貧血，所以在調味時，只要迅速地過火即可。此外，**醃漬梅乾時剩下的梅子醋，富含有益健康的檸檬酸，不妨用水稀釋，取代一般的食用醋。**

芝麻油・菜籽油

至於食用油，我堅持只用國產的芝麻油和菜籽油。芝麻油是以女兒所種的芝麻為原料，榨成芝麻油之後，再放入罐子裡存放。只要使用品質優良的油，炒菜時就能充分地突顯食材的美味！

減少大魚大肉，飲食健康「不減鹽」

雖然現代社會吹起一股「減鹽」風潮，但卻有越來越多人因為鹽分攝取過少，而引發貧血、手腳冰冷、體溫偏低和便祕等問題。

鹽巴原是人類日常生活中不可或缺的物質，為什麼現在卻成了健康的殺手？答案就在於現代的「肉食文化」。

肉類中含有豐富的鈉，而鹽巴又是由鈉所組成，攝取過量的鈉會導致血液濃度攀升，所以當人們吃了肉之後，如果再繼續攝取鹽分，就容易引起發炎等症狀，健康也跟著亮起紅燈。

因此，**實行一菜一湯飲食法，平時又極少吃肉的人，就無須再斟酌用量、刻意地減鹽，只要依照個人喜好適量添加即可。**請依照這樣的模式，天天充分地攝取鹽分吧！

◉精製鹽全是「化學物質」，有害人體健康

日文有一個詞彙叫做「鹽梅」，有安排、分量調整的意思。而日本人常會問候對方：「身體的『鹽氣』如何？是否充足？」其實就是在問身體狀況是否安然無恙。此外，日本還有一句俗語「以手鹽養育」，意思是親手拉拔孩子長大。換句話說，在料理中適度添加手上的鹽巴給孩子吃，是最好的教養方法。

唯一要注意的是，絕對不要使用精製的鹽。天然鹽含有氯、鈉、鈣、鎂、錳、鎳等多種礦物質，而精製鹽中則有九九％為氯化鈉，是有害身體健康的化學物質。由此可知，精製鹽和天然鹽的成分不僅截然不同，甚至根本算不上「鹽」。請各位務必選購天然鹽，並因應實際狀況，在飲食中添加適量鹽分。

精製白糖最毒！等於把化學藥劑吞下肚

在本書的開頭就曾經提過，精製過的白砂糖屬於化學物質，有害人體健康，請各位盡量避免食用。現在，我想進一步說明白砂糖的製作過程。

白砂糖是由蔗糖中榨取出物質，利用石灰及二氧化碳使污垢沉澱，去除多餘的雜質之後，再進一步精製而成。雖然石灰及二氧化碳會在製作過程中被清除乾淨，但這種沉澱雜質的方式，還是多少會讓人覺得不安。此外，**經過精製之後，砂糖中含有的礦物質和維生素也會跟著流失，用「化學物質」來形容它也不為過。**

因為身體吸收白砂糖的速度相當快，食用白砂糖後，血糖會急速升高，身體為了降低血糖，會大量分泌胰島素，導致血糖值急速下降，引發低血糖症狀。當血糖值持續偏低，身體又會為了拉高血糖而分泌腎上腺素，**腎上腺素一旦分泌過剩，會讓人無法做出正確的判斷，或是出現焦躁、易怒等情緒反應，有些人甚至會因此失眠。**由此可見，白砂糖對人體絲毫沒有半點益處。

◉食用過量白砂糖，是造成骨質疏鬆的元兇

此外，白砂糖屬於「酸性食品」，大量攝取之後，為了中和體內的酸鹼值，身體會分泌大量的鹼性物質，導致體內礦物質流失，其中又以鈣質的流失率最高。換句話說，白砂糖一旦攝取過量，身體就必須從骨頭或牙齒中溶出鈣質，來中和體內的酸性物質，而這也是引起蛀牙和骨質疏鬆的原因之一。

在演講及料理教室中，我不斷地對大家高聲疾呼：**「只要不吃白砂糖，就能改善超過一半的疾病。」**有鑑於此，我的料理也盡量不加糖，以麥芽糖或味醂調味。如果迫不得已一定要使用砂糖，建議各位使用未精製的糖蜜、蔗糖、甜菜糖或楓糖等含有鈣質與礦物質的糖，但切忌不要使用太多。

此外，雖然黑糖對身體不錯，但製造過程中會加入石灰，幫助黑糖凝結成塊，所以也不建議使用。對了！「人工甘味劑」是最糟糕的選擇，請各位絕對不要使用這類產品。總之，為了身體健康著想，請不要再食用化學製品了！

拒絕速成，用「土鍋」細火熬煮最健康

說到做菜，絕不能忽略調理用具！無論煮飯或燉菜，我都會使用「土鍋」。土鍋是用火、水與土所製成的天然鍋具，比起導熱速度較快的金屬鍋具，土鍋導熱雖然緩慢，但也正因如此，才能充分引出食材原有的鮮甜，讓料理變得更美味。

使用土鍋煮飯，不僅能利用遠紅外線的效果，讓米粒一顆顆均勻地膨脹，還能適度收乾水分。**用土鍋煮出來的飯菜，不僅容易消化吸收，更能提升體內的造血功能。**因此，無論糙米或任何食材，我都會建議使用土鍋烹煮。

◉頭暈貧血？用「傳統鐵鍋」做菜能補充鐵質

有些人為求速成，習慣使用壓力鍋來煮糙米，這絕對是錯誤的作法！因為高溫、高壓會破壞食物最重要的營養素，煮出來的糙米不僅難以消化吸收，更無法促進體內優質血液的生成，對治癒疾病有害無益。追根究柢，想在短時間之內煮出好料理，根本是異想天開；**唯有花時間慢慢熬煮，才能將食材的美味充分地煮出來。**

此外，請不要使用鋁鍋或以鐵氟龍加工製成的鍋具，這類鍋子一旦刮傷，就容易溶出有害物質，一不小心就會吃進毒素，危害身體健康。這些重金屬很難代謝，容易囤積在大腦、骨骼與腎臟之中，千萬要小心提防！

除了土鍋之外，強烈建議各位使用傳統鐵鍋。雖然鐵鍋笨重，保養起來也不容易，但烹調過程中會溶出鐵質，有益身體健康。**鐵鍋自古以來，就被認為是有貧血與低血壓等健康問題的女性，最適合使用的鍋具。**

容我再次提醒各位，無論你選擇使用土鍋、鐵鍋還是平底鍋，都不能抱有貪小便宜的心態，因為便宜的鍋具容易摻雜金屬雜質，增加危害健康的風險。請聽婆婆的話，千萬不要使用便宜的鍋具哦！

常用電磁爐、微波爐，恐增加罹癌風險！

對於立志承襲傳統飲食文化的我來說，「微波爐」可說是完全無用的家電之一。根據研究顯示，**用微波爐加熱時所產生的微波，會分裂分子、破壞結構，使食物變質。**如果只是破壞營養成分，那倒還是小事一樁，某些食物甚至會因此產生致癌物質，吃下肚之後容易傷害身體，造成無法挽回的悲劇。

至於目前最盛行的IH調理器——「電磁爐」，也是絕不能使用的家電用品。**科學家實驗發現，電磁波會提高小兒白血病與癌症的發生率**，曾經一度嚴禁孕婦使用。所以我每次舉辦料理講座時，都會拒絕使用電磁爐，要求主辦單位幫我準備卡式爐取代。

加熱烹煮的目的是為了讓食物更好吃，使人吃了身體健壯；如果因為加熱中溶出的毒素而導致疾病，豈不是賠了夫人又折兵？每個人都只有一條命，這條命非常寶貴，請好好珍惜自己的身體健康。

麵包高脂肪、低營養，不能取代米飯

在實踐一菜一湯飲食法時，建議各位一定要吃米飯，因為不吃飯就會缺乏力氣，而且我認為單靠麵包，無法產生身體所需的能量。

麵包的原料小麥雖然是極陽性的食材，但磨成粉之後，能量也會被一股極陰性的力量給磨碎，完全消失殆盡。磨成粉的小麥不僅會危害健康，烤麵包用的奶油中，也會添加一種名為「半胱胺酸」的胺基酸，半胱胺酸攝取過量，也會損害身體的健康。

更糟的是，麵包製品常會使用各種添加物與油脂，熱量相當高，即使是看似簡單的波蘿麵包，熱量也高達四百大卡！蓬鬆的波蘿麵包不但無法填飽肚子，還會囤積不必要的脂肪，不得不慎。

◉麵包是「陰性食物」，配穀物湯品食用最好！

然而值得注意的是，**兒童屬於陽性體質，所以成長的過程中，必須適量攝取陰性食物，維持身體的平衡，才能健康成長。**因此，讓孩子多吃麵包或烏龍麵，並不是壞事一件。不過，既然要吃，就要選擇以優質原料製成的健康麵包，就連酵母也要慎選，一定得是天然酵母才行。

然而，不論使用多麼優質的原料，都無法改變麵包是陰性食物的事實，這一點請各位務必謹記在心。**在吃麵包時，最好搭配添加米或五穀雜糧的湯品，來調和陰陽屬性。**唯有巧妙結合陰陽兩性的食物，才能真正實踐食養生活。

想找回健康身體，調理器具也要「返璞歸真」

雖然現代社會之中，出現許多方便的調理用具可供選擇，不過，我還是希望各位能重新認識傳統用具的優點，並善加利用。例如：平底圓篩的用途就相當廣泛，不僅能用來曬剛採收的野草、蔬菜，還能用來曬梅乾，或是鋪上一層葉子，作為盛裝料理的器皿。

此外，我也要提醒各位：不要購買現成的炒芝麻，請自己將芝麻慢慢炒熟，再研磨成芝麻油。如果想像我一樣自製芝麻油，家裡一定要準備一個炒芝麻器和研磨缽，研磨缽很容易潮濕，用完後請務必徹底風乾。

善用「土鍋」，慢火煮出健康好米

我最推薦用「土鍋」來煮飯，建議各位一定要嘗試看看！至於土鍋的種類，請不要選購火鍋用的淺底土鍋，煮飯用的深底土鍋用途較廣，無論燉菜或煮飯都能派得上用場。此外，因為壓力鍋會破壞食材的營養成分，建議最好不要使用。

炊煮糙米飯

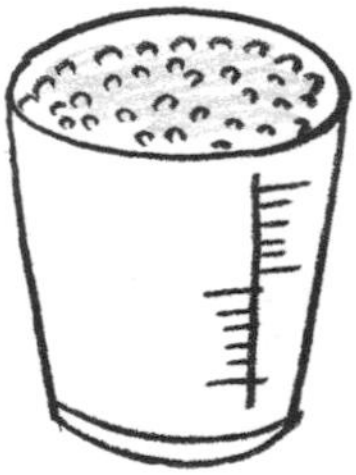

❶測量米量

一定要用量米杯精準測量米量。請先盛滿1杯，再以手指將多餘的米切平。現代家庭成員較少，每餐往往只煮1杯米，不過光靠1杯米的分量，無法煮出好吃的米飯，至少要2杯米才夠。

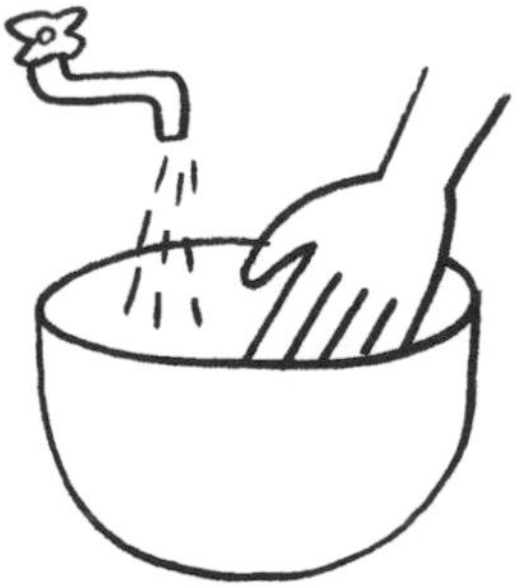

❷洗米

過去的米粒表面容易附著髒汙，一定要用力按壓，或以畫圓的方式清洗，才能將米粒徹底洗淨；不過，現代的米粒都相當乾淨，尤其是糙米，所以只要稍微沖洗一下就行了。洗米時，我會更換2～3次的水，但也不需要換到水完全變清澈為止。

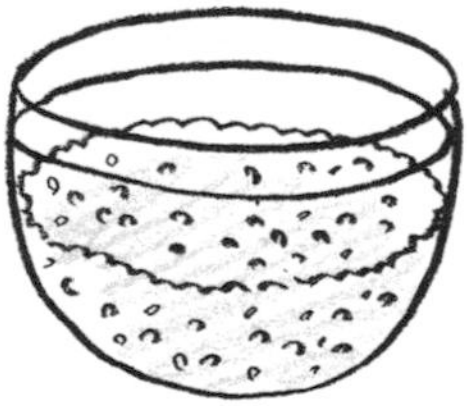

❸以2倍的水量浸泡

將洗好的糙米放進土鍋裡，倒入2倍的水，浸泡約6～10小時。只要浸泡大量的水，就能讓米粒顆顆膨鬆、軟化。浸泡時請注意，如果氣候炎熱，米很容易在室溫下腐壞，所以最好先放在調理碗中浸泡，再放入冰箱冷藏。

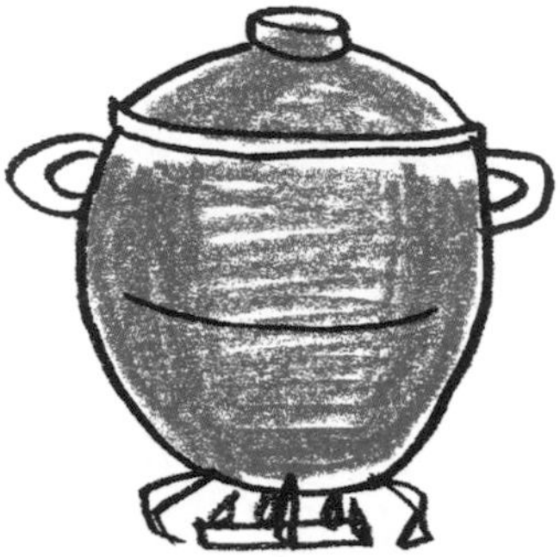

❹加熱

將浸泡過的米以篩網瀝乾，接著再倒入新的水。煮新米時，請使用約1.5倍的水；如果是一般米，則加入1.7～1.8倍的水。米飯的硬度，可依個人喜好調整。煮飯之前記得灑鹽，1杯米約添加1撮鹽，加鹽的目的是為了調和陰陽屬性。

灑完鹽後，請蓋上鍋蓋，以中火加熱，並控制煮沸的時間。原則上，煮2杯米要花約10分鐘煮沸；煮3杯米，則要花約15分鐘煮沸，以此類推。如果時間太短，就無法將糙米的甜味煮出來，所以一定要慢慢煮沸才行。

煮沸後，請繼續蓋緊鍋蓋，以小火烹煮10～15分鐘左右，接著再以文火烹煮45～50分鐘。

雜穀的煮法

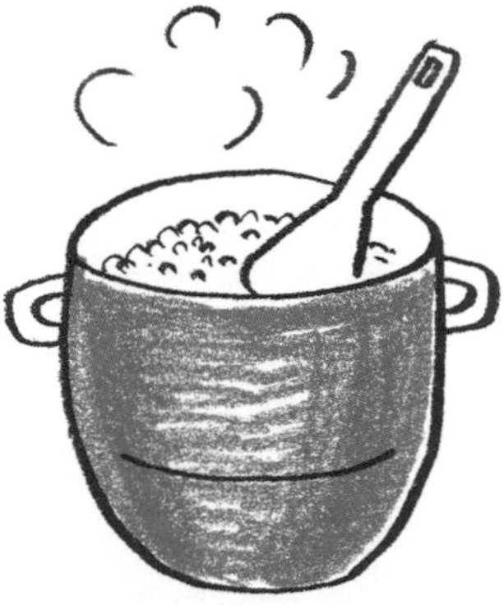

如何煮一杯小米或稗子

❶沖洗雜穀，直到水不再混濁、髒汙為止。

❷以1.5～1.8倍的水浸泡，靜置2～3個小時。

❸接著，在鍋中倒入約1.5杯的水，煮沸後再倒入瀝乾水分的雜穀。

❹放入1撮鹽，一邊煮一邊用木匙攪拌均勻。水分收乾後轉為小火，再蓋上鍋蓋繼續燜煮。

❺接著，用木栓塞住鍋蓋的透氣孔，以文火燜煮約15～20分鐘後關火。最後，再燜煮約5分鐘，打開鍋蓋，用木匙粗略地將米飯拌勻即可。

❺燜熟後攪拌均勻

關火後，打開土鍋蓋。如果米飯上出現氣孔（又稱為螃蟹洞），就代表煮出來的飯會很好吃！這時請繼續燜煮10～15分鐘，並以木栓塞住鍋蓋的透氣孔。最後用飯匙輕輕地拌勻，盛入碗中即可食用。

＊上述的水量與加熱時間僅供參考，土鍋或米的品種都會影響水量與加熱時間，請配合家中土鍋的特性，視情況做調整。

胚芽米的煮法

不喜歡吃糙米的人，不妨改吃胚芽米。剛收割的米去除米糠後，就是「糙米」，而在精製時留下部分胚芽的米，則是「胚芽米」。胚芽含有許多營養成分，比糙米更好消化，也更順口。此外，胚芽米的種類很多，包括三分米、五分米與七分米。而胚芽米泡水的時間和水量，也都與糙米不同。

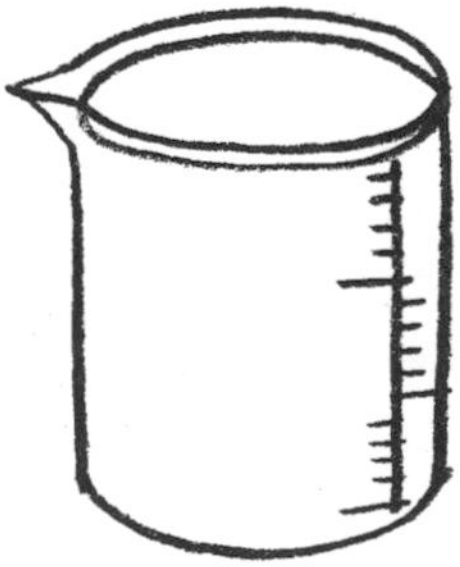

測量水量

＊以五分米的水量為基準。使用三分米時，就多放一點水；使用七分米時，則少放一點水。

❶將米仔細沖洗乾淨後，浸泡約2小時。

❷1杯米要加1撮鹽，而五分米要加約1.5倍的水。蓋上鍋蓋後，烹煮約15～20分鐘。煮沸後，再以小火慢慢地燉煮。接著，用木栓塞住鍋蓋的透氣孔，燜煮約20分鐘。等到水分收乾之後，再關火繼續燜煮約10分鐘即可。

注重陰陽調和，選用植物性食材

為了實踐講究陰陽調和的食養生活，我完全不使用動物性食材。所以在熬煮高湯時，我不會使用柴魚片，而是以新鮮的昆布代替。

作法非常簡單：只要將昆布放在土鍋裡浸泡一段時間後，再加熱即可。記得在水快煮沸之前，就要立刻取出昆布，因為如果繼續放在鍋裡煮到沸騰，高湯的風味就為大減。也就是說，煮的時間越久，高湯反而會越難喝。

◉混合香菇與昆布高湯，調和食物陰陽

此外，也可以用乾香菇來熬煮高湯。用乾香菇熬煮高湯時，我不會先將香菇泡水還原，而是直接丟進鍋中煮沸，因為香菇泡過水後香氣會減損，直接放入鍋中烹煮反而更能保留原始風味。

香菇高湯屬於陰性的食材，建議與昆布高湯混合使用，才能達到陰陽調和的

絕妙功效。我常會混合香菇與昆布高湯，用來當作烏龍麵或蕎麥麵的湯底，或是拿來煮成什錦飯、燉菜等料理。

此外，洋蔥也能炒出美味高湯。所以當你在做咖哩或可樂餅時，不妨使用芝麻油來拌炒洋蔥末，並將其大量使用在料理中，為菜餚增添獨特風味。

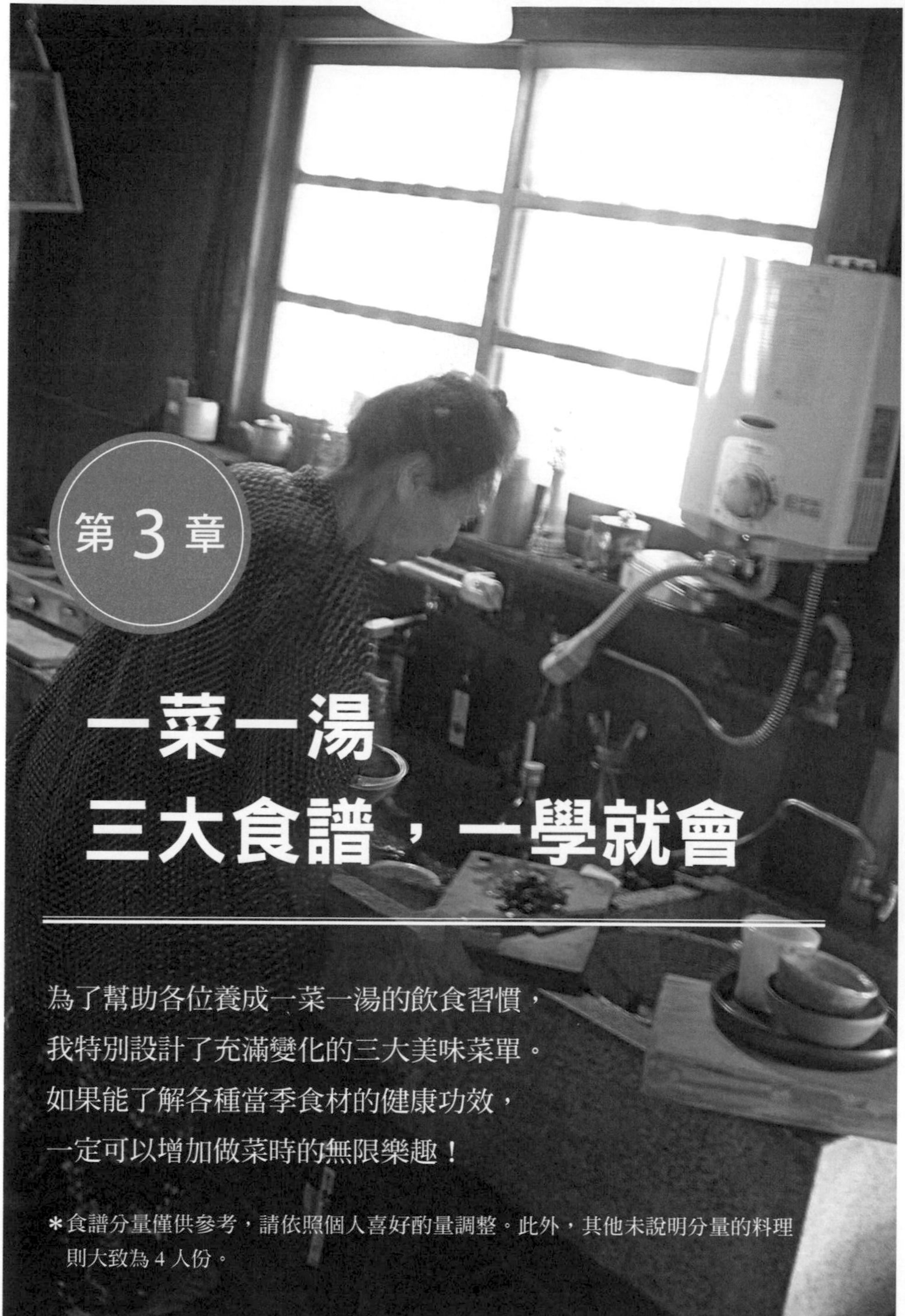

第 3 章

一菜一湯 三大食譜，一學就會

為了幫助各位養成一菜一湯的飲食習慣，
我特別設計了充滿變化的三大美味菜單。
如果能了解各種當季食材的健康功效，
一定可以增加做菜時的無限樂趣！

*食譜分量僅供參考，請依照個人喜好酌量調整。此外，其他未說明分量的料理則大致為 4 人份。

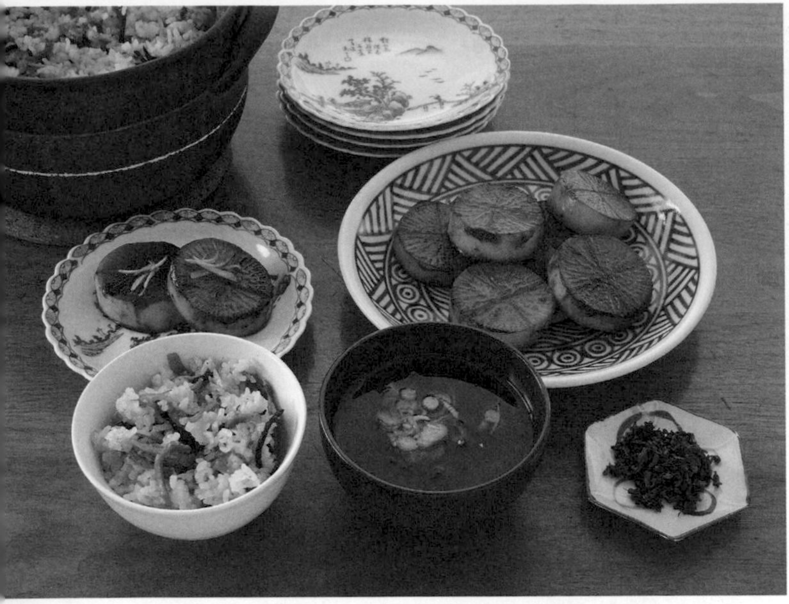

香煎白蘿蔔

表面煎得油亮的白蘿蔔，真的很好吃！白蘿蔔製成的料理，不但能促進消化、調整腸胃狀況，還能預防癌症。此外，柚子皮也有助於預防感冒。

●材料

白蘿蔔…切成厚度約2cm的圓片，共4～8片（約500g）
芝麻油…適量
醬油…1.5大匙
酒、煮過的味醂…共1.5大匙
柚子皮…適量

●作法

❶將白蘿蔔切成厚度約2cm的圓片，水煮或蒸熟後，在表面劃上十字。

❷平底鍋中倒入芝麻油加熱，接著放入白蘿蔔，慢慢煎至雙面略焦。接著，倒入醬油、酒與煮過的味醂，煎至雙面焦亮為止。最後，灑上切絲的柚子皮即可。

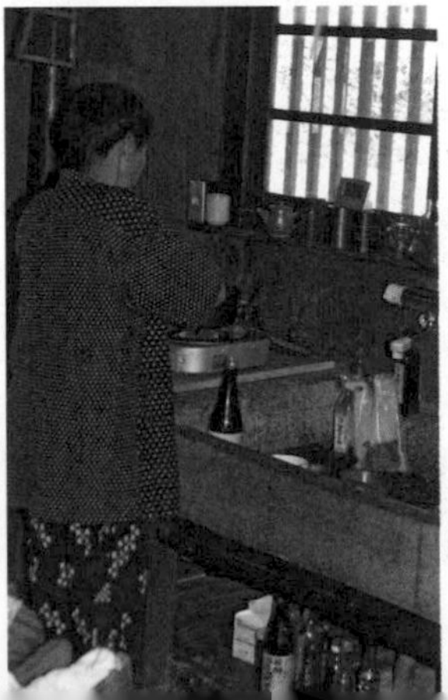

元氣加藥飯

在煮飯時，放入屬於陽性食材的牛蒡和紅蘿蔔一起蒸煮，能有效調整身體狀況。羊栖菜能將血液轉化為鹼性，具有淨血作用。因為這道飯食帶有中藥觀念，所以又稱為「加藥飯」。

●材料

配料
- 油豆腐皮…1/2片（切成小丁）
- 牛蒡…50g（削成絲）
- 紅蘿蔔…30g（切絲）
- 羊栖菜（乾燥）…7g
- 乾香菇…2片（泡水還原後，切成薄片。）
- ＊家中若有筆頭菜、蕗薹或蜂斗菜等野草，也可以一起蒸煮。

芝麻油…1/2大匙

A
- 香菇水…2大匙
- 酒、煮過的味醂…各1大匙
- 醬油…1大匙

三分米…2杯

B
- 酒…1大匙
- 鹽…1/2大匙
- 醬油…1小匙

昆布高湯…少於500c.c.

●作法

❶將米洗淨後，與昆布高湯一起放入土鍋中，浸泡約2小時。

❷趁著浸泡的空檔，在炒鍋或平底鍋中倒入芝麻油，接著放入油豆腐皮、牛蒡拌炒。炒軟後，再放入紅蘿蔔、羊栖菜、乾香菇，依順時針方向，將食材攪拌炒勻。拌勻後，將調味料倒入鍋中，炒至水分收乾為止。

❸將B放入❶的土鍋裡，開大火煮沸後，轉為小火繼續炊煮。用木栓塞住鍋蓋的透氣孔，燜煮至米粒表面沒有水分為止。煮至7分熟後，再放入❷的配料。煮熟後關火，繼續燜煮約10分鐘。

❹打開鍋蓋，將食材與米飯充分拌勻即可。

海帶芽味噌湯

海藻具有淨化身體的功效，請積極攝取。而海帶芽很適合搭配野草入菜，如果家中有野草，不妨先汆燙去澀，擰乾水分後，再放入烹煮。

●材料

昆布高湯…700c.c.
鹽漬海帶芽…15g
蔥…適量
味噌…4大匙

●作法

❶鹽漬海帶芽泡水，去除鹽分，洗淨後切成容易入口的大小。野草放置備用。

❷昆布高湯煮滾後，放入❶，接著再溶入味噌。最後灑上蔥花即可。

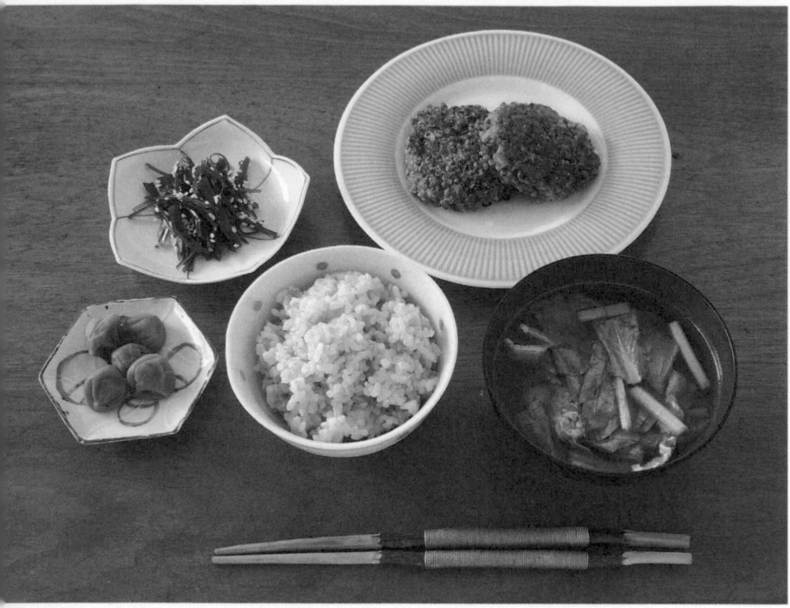

高粱山藥漢堡排

將高粱煮熟後，接著放入山藥泥、麵粉與麵包粉來增加黏性，將麵糰捏成漢堡排的造型。煎煮時，請不要經常翻動，等一面煎熟後，再迅速翻面煎熟。

●材料（8份）

高粱…160g
洋蔥…1小顆
山藥…70g
麵粉…2大匙
麵包粉…2大匙
鹽、胡椒…各少許
芝麻油或菜籽油…1大匙
醬汁…依個人喜好

●作法

❶將高粱在水裡浸泡一晚，瀝乾水分後，放入土鍋裡。倒入1.5～2倍的水，慢慢煮熟。

❷將洋蔥切成碎末，放入油鍋中快炒，灑上鹽與胡椒調味。將山芋磨成泥狀，與1攪拌後，倒入麵粉、麵包粉，攪拌至容易塑形的硬度為止。分成8等分，分別捏成8個漢堡排。

❸平底鍋中倒入油，將❷煎至雙面變色為止。最後再淋上醬汁調味，即可食用。

蔬菜豆皮味噌湯

●材料

昆布高湯…700c.c.
當季葉類蔬菜…適量
油豆腐皮…1/3片
芝麻油…1/2大匙
味噌…4大匙

●作法

❶在鍋中倒入芝麻油加熱，放入切絲的油豆腐皮拌炒，再倒入昆布高湯中煮沸。
❷蔬菜汆燙去澀，切碎後放入❶中稍微煮過。
❸最後將味噌溶入高湯即可。

活力雜糧飯

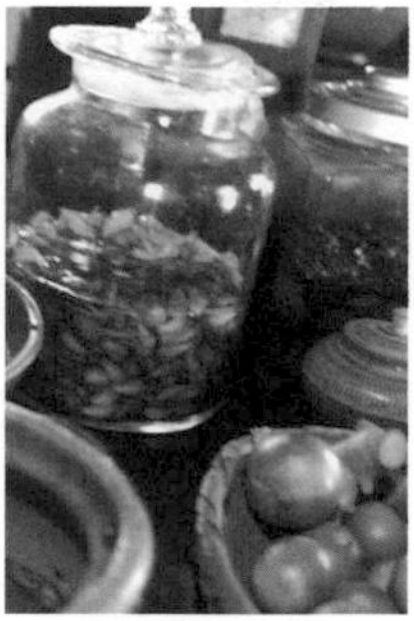

添加五穀雜糧的胚芽米或糙米。

＊家中如果有常備菜的話，就能隨時搭配米飯食用。在時間充裕時，不妨用醋醃漬小菜，或做佃煮備用（P134）。我除了會做米糠醬菜、醃梅乾或醋漬生薑之外，如果當天有摘到很多的紅心藜果實或紫蘇籽，我也會做成佃煮料理。此外，煮完高湯後的昆布，也可以切碎做成佃煮料理。

高粱取代絞肉入菜，有益身體健康！

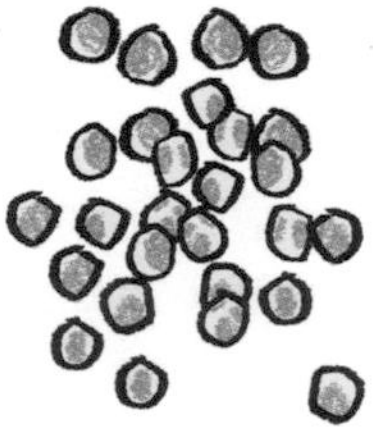

高粱又稱為「蜀黍」，是人類自古以來就一直持續種植的作物之一。由於它的顏色近似肉類，口感也帶有彈性，因此最適合用來取代絞肉，做成漢堡排或丸子醬汁。高粱與紅酒一樣，也富含多酚、礦物質與膳食纖維，能預防感冒、消除便祕以及改善肌膚粗糙問題。

五穀雜糧具有溫暖身體的功效，所以容易手腳冰冷的人，應積極地攝取此食材；也建議孕婦要多食用五穀雜糧類的食材。此外，許多五穀雜糧都有造血的作用，能幫助體內排毒，所以平時一定要多食用。

一般來說，體溫較低的人免疫力與代謝能力都會較差，經常無精打采。女性如果想要擁有健康的子宮，一定要在日常生活中注重保暖！

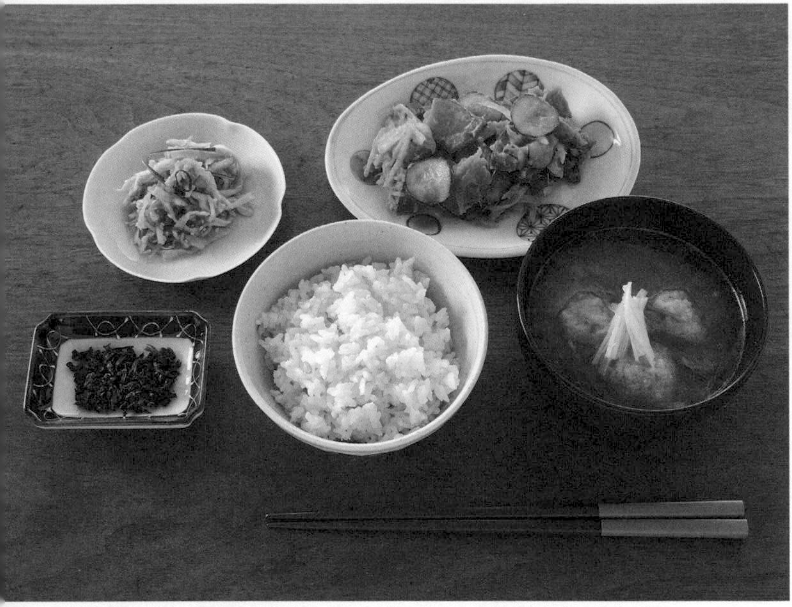

養生蓮藕丸子湯

蓮藕不僅能改善因感冒所引起的支氣管炎、咳嗽、卡痰等症狀，更能維持心肺健康，建議各位最好每天食用。此外，將蓮藕磨成泥狀入菜，也能方便小孩與老年人食用。

●材料

蓮藕…200g
紅蘿蔔…1/2根
麵粉、葛粉…各1.5大匙
鹽…少許
昆布高湯…700c.c.
A
- 酒…1大匙
- 鹽…1/2小匙
- 醬油…2小匙

蔥花…少許

●作法

❶將蓮藕磨成泥狀，瀝出60c.c.的水分，並將瀝出來的水分倒入高湯中。將麵粉與葛粉慢慢地倒入瀝乾的蓮藕泥中拌勻，加鹽調味後，調整成可用湯匙舀取的硬度。再將紅蘿蔔切絲，放置備用。
❷將加入蓮藕水的昆布高湯煮沸，放入紅蘿蔔絲煮熟。接著，將調製好的蓮藕泥捏成12顆小丸子，放入沸騰的湯中烹煮。
❸等蓮藕丸子浮出水面後，以A調味。起鍋前灑上蔥花，增添香氣。

活血南瓜沙拉

南瓜能促進血液循環，幫助改善肌膚粗糙問題與手腳冰冷等症狀，還能提高免疫力，建議各位平時一定要多食用。用土鍋蒸煮，能將南瓜的甜度引出來，各位不妨多加嘗試！

●材料

南瓜…1/4顆
鹽…適量
洋蔥…1/2中顆
小黃瓜…1根
豆漿美乃滋…適量
鹽、胡椒…適量
酸桔汁或稀釋梅醋…適量

＊一般的美乃滋會添加蛋黃，不僅屬於陰性食物，添加物的含量也較多。建議在口碑良好的店家，購買品質優良的豆漿美乃滋，才是較好的選擇。

●作法

❶將南瓜切成薄片，放入土鍋中。接著用鹽稍微搓揉，倒入少許的水，蓋上鍋蓋，再以小火將其燜軟。如果外皮較硬，請先將外皮削掉。

❷將洋蔥切成薄片，灑上多一點鹽搓揉，放置備用。因為醃漬洋蔥所釋出的水屬於陰性，所以請徹底瀝乾水分。接著將小黃瓜切成圓片，瀝乾水分後，放置備用。

❸將❷拌入❶中，放入豆漿美乃滋、鹽與胡椒調味。再倒入酸桔汁或用同等水量稀釋的梅醋，調製出自己喜歡的口味即可。

活力胚芽飯

用胚芽米或加黍一起烹煮成香噴噴的米飯。

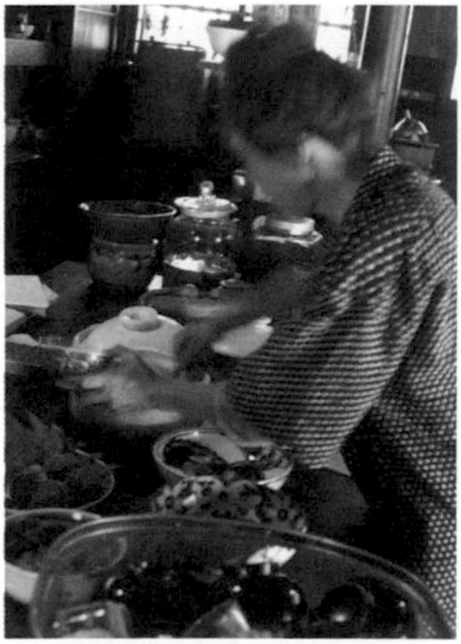

市售的甜點或手工點心，都使用了大量的砂糖和奶油，所以我不建議各位食用。

白砂糖會使血管變脆弱，降低血液的品質，甚至還會引起手腳冰冷等症狀，千萬不要食用。

相反的，只要將南瓜蒸得蓬鬆柔軟，或是用鹽煮紅豆、芋薯丸子等，就能輕鬆地製成健康又美味的點心了。

健胃紅紫蘇寒天凍

將夏天打的紅紫蘇汁，用寒天凝固後，就能製成美味的「紅紫蘇寒天凍」。它的口味相當清爽，很適合用來當作飯後甜點。紅紫蘇汁在各大天然食品店都能購得。

●材料（容易製作的分量）

紅紫蘇汁…500～600c.c.
寒天棒…1根

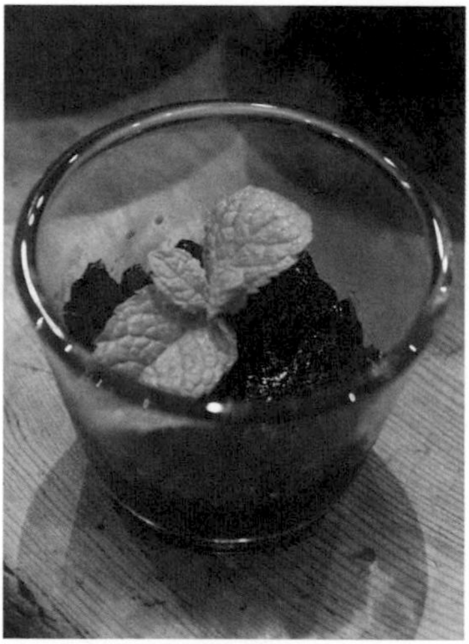

●作法

❶將寒天浸水軟化，擰乾水分後撕成小片狀。

❷將紅紫蘇汁與寒天放入鍋中，加熱煮開。

❸將煮開的❷倒入容器裡，放涼後，置於冰箱冷藏冰鎮。當要食用時，再用湯匙舀取，盛入碗裡即可。

第4章

八大調理工夫，讓一菜一湯更美味

「一菜一湯」其實一點都不難！

只要決定每天主菜的料理方式即可。

今天先用炒的，明天再用煮的……

簡單的想法，就能讓料理變得更有趣。

退火炒苦瓜

苦瓜是保健心臟與肝臟的良藥，它獨特的苦味，有益身體健康。建議搭配陰性的豆腐一起食用。此外，在使用調味料時，請等一種調味料入味後，再加入下一種調味料，如此才能煮出美味的苦瓜料理。

●材料

苦瓜…1根
油豆腐皮…1片
豆腐…1/2塊
芝麻油…1/2大匙
鹽…適量
酒…1大匙
味醂…1小匙
醬油…1大匙

●作法

❶將苦瓜對半切開，去除裡面的薄皮後，斜切成5mm左右的薄片。油豆腐皮淋熱水去油，對半切開後，再切成長條狀。接著用乾淨的布包覆豆腐，放上重物壓乾豆腐內的水分。

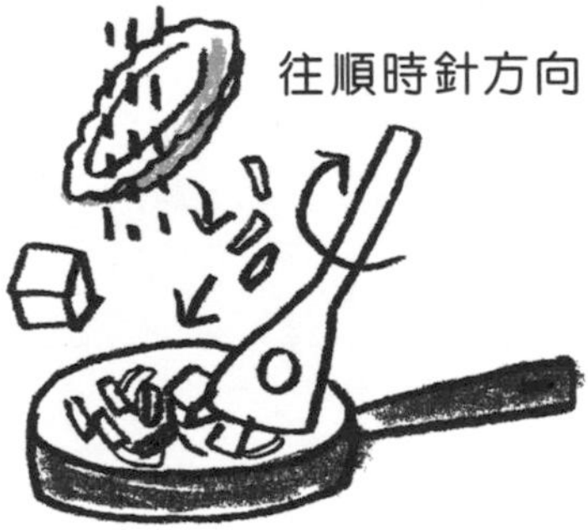

❷鐵鍋預熱後倒入芝麻油，再放入油豆腐皮，往順時針方向拌炒。接著放入苦瓜炒熟，加鹽調味之後，以順時針方向輕輕地拌勻。最後再放入豆腐，搗碎炒勻。

❸依序倒入酒、味醂與醬油調味，等一種調味料入味後，才能倒入另一種調味料。最後在起鍋之前灑鹽調味即可。

➡以當季蔬菜為食材的熱炒料理請參照P100。

青菜海蘿味噌湯

●材料

昆布高湯…700c.c.
青菜…適量
味噌…4大匙
海蘿…2撮

●作法

將昆布高湯倒入鍋中煮沸，接著放入青菜（請先處理好需要事先汆燙去澀的青菜）。煮熟之後，將味噌溶入高湯。最後將湯品盛入碗裡，灑上海蘿即可。

健康米飯

請依個人喜好，搭配糙米、胚芽米或雜穀米。

在炒菜時，我絕不添加肉或培根等加工肉品，通常都是將蔬菜搭配油豆腐皮一起拌炒。豆腐雖然是極陰性的食材，但油豆腐皮屬於中性，所以不會影響體內的陰陽平衡。

在炒菜時，請盡量使用鐵鍋或土鍋。土鍋耐高溫，建議家中準備一個土鍋，不僅能用來煮飯，也能炒菜。此外，調理器具是可以用上一輩子的東西，一定要選擇優質產品才行。

炒好菜後，只要再準備米飯和味噌湯即可。如果家裡有醃菜或佃煮料理等常備菜，就更能節省烹煮的時間。關於味噌湯的湯料，可以使用家裡剩下的食材，再放入海蘿等海藻類增加風味。在陰陽屬性一覽表中，雖然海藻類屬於陰性食材，但卻含有許多有益健康的成分，而海蘿則是自古用來驅蟲的食物，也有淨化身體的功效。

羊栖菜燉蓮藕

羊栖菜富含鈣質與礦物質，搭配能治療感冒的蓮藕一起烹煮，不僅能提升生命力，還能預防貧血。建議可以多煮一點置於冰箱冷藏，想吃的時候，再拿出來加熱食用。

●材料

乾燥羊栖菜…50g
蓮藕…1中顆
芝麻油…1大匙
鹽…1撮
羊栖菜水…適量
酒…1大匙
味醂…2大匙
醬油…2大匙

●作法

❶將調理碗裝水，放入乾燥的羊栖菜，用手指充分搓洗，釋出多餘的鹽分。將水倒掉，再倒入新的水浸泡，讓羊栖菜還原至微硬的程度。接著將蓮藕切成一口大小的薄片備用。

❷將土鍋或湯鍋預熱，等鍋底變熱之後，再以繞圈的方式淋上芝麻油，接著放入蓮藕、羊栖菜和鹽，往順時針方向迅速地拌炒。接著，倒入浸泡過羊栖菜的水，再加水淹過食材，蓋上鍋蓋，以小火燉煮。

❸煮到只剩些許水分後把火關小，倒入酒與味醂，接著以繞圈的方式淋上醬油，燉煮至水分快要收乾前再關火。

➡以當季蔬菜為食材的燉煮料理請參照P102。

芋頭味噌湯

●材料

昆布高湯…700c.c.
芋頭…4顆
粗蔥…少於1根
味噌…4大匙

●作法

❶將芋頭上的泥土洗淨後，用刀背削皮，再切成一口的大小，灑上適量的鹽調味。將粗蔥切成約1cm寬的小段備用。

❷在昆布高湯中放入芋頭燉煮，接著放入粗蔥。等煮沸後，倒入用水溶化的味噌，再關火即可。

＊芋頭極具黏性，會讓味噌不易溶化，一定要事先用水溶解，才能將味噌加入湯裡。芋頭能將毒素排出體外，最適合冬天食用。

健康米飯

請依個人喜好，搭配糙米、胚芽米或雜穀米。

燉煮料理是傳統飲食的基礎，如果想以傳統飲食來實踐「食養生活」，就一定要學會燉煮料理。燉煮有許多方法，各位首先要學會的就是，利用乾貨燉煮出美味高湯。

很多人都認為燉煮料理一定要使用高湯，但事實上，只要用浸泡乾貨還原的水，味道就相當美味了，甚至能取代昆布高湯使用呢！此外，羊栖菜與蘿蔔乾富含鈣質和膳食纖維，也很適合小孩與老年人食用。

右頁所介紹的燉煮料理，最適合用來當作家庭常備菜，平時請多做一點，需要時就可以隨時拿出來吃。無論是拌在熱騰騰的飯上，或是做成羊栖菜飯都非常美味。

燉煮料理的配料除了蓮藕之外，還可以添加紅蘿蔔、牛蒡等食材。只要利用家中現有的食材，就能隨心所欲變化料理的口味。

炸蓮藕丸子

在蓮藕泥中，加入紅蘿蔔與洋蔥末，就能製成美味的炸丸子。這裡不使用太白粉芶芡，改用葛粉取代，因為市售的太白粉大多都以馬鈴薯製成，成分全為澱粉，屬於陰性食材。

●材料

蓮藕…150～200g
紅蘿蔔…1/2根
洋蔥…1/2中顆
鹽、胡椒…各適量
芝麻油…1/2小匙
麵粉、葛粉…各適量
炸油…適量
昆布高湯…適量
酒、煮過的味醂…各1小匙
醬油…1大匙
薑絲…少許

●作法

❶將紅蘿蔔與洋蔥切成細末。蓮藕磨成泥狀，瀝出60c.c.的水分，並將蓮藕水留下備用。
❷在炒鍋或平底鍋中倒入芝麻油，放入紅蘿蔔與洋蔥拌炒。炒軟後再以鹽和胡椒調味。
❸將2倒入蓮藕泥中拌勻，接著慢慢加入麵粉與葛粉，攪拌至能捏成丸子的硬度為止。將調製好的蓮藕泥捏成直徑2cm左右的丸子，並在四周均勻地灑上麵粉與葛粉。
❹在鍋中倒入熱油，開中火，將蓮藕丸子炸至金黃色為止。
❺蓮藕水與高湯倒入鍋中加熱，水量約為160c.c.。接著，倒入酒、煮過的味醂與醬油，為燉煮料理增添風味。再以水溶解葛粉，倒入高湯裡，煮至濃稠狀為止。最後，將❹盛入碗中，均勻地淋上高湯，放上薑絲即可。

➡以當季蔬菜為食材的油炸料理請參照P104。

味噌丸湯

不用拿出湯鍋，也能輕鬆完成道地的味噌湯。只要事先做好味噌丸，放在冰箱裡備用，忙碌時立刻就能派上用場！想喝味噌湯時，只要將味噌丸與乾貨一起放在碗裡，再倒入熱水沖泡即可。

●材料

味噌丸…適量

●作法

將一大匙的豆味噌捏成丸子狀，用瓦斯爐火烘烤至變色為止，記得要多捏幾顆，以利保存備用。想喝味噌湯時，只要取出一顆味噌丸，搗碎放在碗裡，再放入乾燥海帶芽、布海苔與蔥花等食材，最後倒入熱水即可。

健康米飯

請依個人喜好，搭配糙米、胚芽米或雜穀米。

一提到油炸料理，一般人想到的應該都是天婦羅或炸薯條吧！其實只要將蓮藕磨成泥，捏成丸子狀下鍋油炸，再淋上燴汁，就能成為一道美味的料理。

這道菜很適合小孩與老年人食用，能滿足一家人的胃口。再加上分量十足，因此只要再搭配簡單的飯與湯就夠了。

蓮藕能保護腸胃黏膜與皮膚，還具有止咳的效果。它屬於陽性的食材，身體狀況不佳或感冒初期身體發冷時都能多食用。此外，蓮藕不只能當作主菜，煮成湯也很美味。

工作忙碌時，最適合搭配一道簡易湯品食用。只要將豆味噌做成味噌丸，就能瞬間完成美味的味噌湯！因為每天都下廚，一定要學會既輕鬆又簡單的烹調方式才行。

芝麻拌小松菜

很多人都喜歡吃涼拌菠菜，但其實菠菜中含有草酸，對身體不好，所以我不做涼拌菠菜。相較之下，小松菜不但沒有澀味，而且只要稍微汆燙即可，做起來也比涼拌菠菜更輕鬆。

●材料

小松菜…300g
芝麻…30g
醬油…1.5大匙
煮過的味醂…1/2大匙

●作法

❶用大鍋汆燙小松菜，徹底瀝乾水分之後，將根部切掉，切成約4～5cm的長段。
❷將芝麻放進研磨缽裡，研磨至出油且散發香氣為止。接著，加入醬油與煮過的味醂拌勻（如果味醂也可以）。將芝麻醬淋在❶上，迅速地攪拌，再盛入盤裡即可。

➡以當季蔬菜為食材的涼拌料理請參照P110。

青菜海帶芽味噌湯

●材料

昆布高湯…700c.c.
鹽漬海帶芽…15g
蔥、野草等…適量
味噌…4大匙

●作法

❶將鹽漬海帶芽泡水去除鹽分，洗淨之後，切成容易入口的大小。如果要放入野草，請事先汆燙處理（請參照P98）。
❷加熱昆布高湯，接著放入❶，再溶入味噌即可。

養生零余子飯

山藥類的植物為了能有效地繁衍後代子孫，因此特別演化出名叫「零余子」的珠芽，即是在葉腋（葉子根部）之間，大量地長出約5～10mm的小芋薯。每次只要摘到零余子時，我就會用土鍋將它煮成炊飯，做成美味的懷舊料理。

● 材料

零余子…100g
五分米…2杯
昆布高湯…500c.c.左右
鹽…1/2小匙
酒…1大匙

● 作法

❶將米浸泡在水裡2小時，接著將零余子放進土鍋中，以鹽水煮熟，瀝乾水分備用。

❷在土鍋裡放入米、昆布高湯、鹽與酒。將米煮至沸騰後，放入❶的零余子，往順時針方向攪拌，再繼續燜熟即可。

我經常用野草做料理，最常做的就是涼拌菜。就算身處都市，在公園與空地還是能看見野草的蹤跡，我希望各位能親自摘野草來做成料理。但對於不熟悉野草的人來說，隨便摘野草來食用，可能會危害生命。有鑑於此，這次我特別介紹涼拌小松菜的作法。

選擇優質的芝麻做涼拌，風味會更好，而我所使用的就是女兒親自種植的芝麻。將國產芝麻炒熟，再用研磨缽慢慢地磨製而成的芝麻醬，散發出的香氣與市售產品絕對截然不同。

此外，涼拌醬絕不能事先做好，因為涼拌醬放久了會出水，吃起來也不美味。所以請等飯菜都煮好了，再開始磨製芝麻醬，而且拌好了之後，要立刻將芝麻醬盛到盤子裡，趁著還保有新鮮芝麻味時盡速享用。

醋漬韭菜山藥

韭菜的種類很多，在一年四季都買得到，它的盛產期是冬季與春季。韭菜不但能溫暖腸胃，還具造血功能，能促進血液循環，而且對腎臟也很好。

●材料

韭菜…1把（100g）
山藥…300g
芝麻…2大匙
味噌…3大匙
煮過的味醂…2大匙
梅醋…1大匙（以等量的水稀釋使用）
芥末…少許
昆布高湯…1～2大匙

●作法

❶將山藥去皮後對半切，稍微汆燙後再切成細絲。韭菜汆燙後瀝乾水分，切成3cm左右的長段。
❷用研磨缽將芝麻磨碎後，再倒入味噌、煮過的味醂與梅醋拌勻，食用前再放入芥末。最後將❶盛入盤子裡，淋上適量醬汁即可。

➡以當季蔬菜為食材的醋漬料理請參照P112。

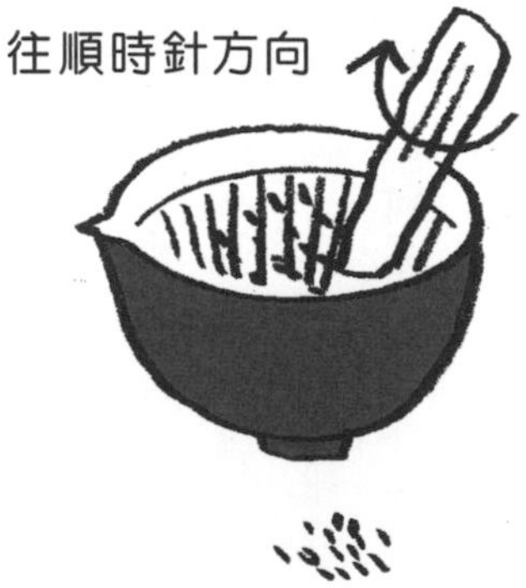

根菜味噌湯

●材料

A
- 紅蘿蔔…50g
- 蓮藕…50g
- 白蘿蔔…150g
- 牛蒡…50g

油豆腐皮…1/2片
長蔥…1/2根
芝麻油…1/2大匙
昆布高湯…700c.c.
味噌…4大匙

●作法

❶將A切成容易入口的大小；油豆腐皮切成長條狀；長蔥切成蔥花。

❷在鍋裡倒入芝麻油後，先炒油豆腐皮，再倒入A拌炒。接著倒入昆布高湯，燉煮至A變軟為止。

❸用少量的昆布高湯溶化味噌。最後將溶好的味噌倒入❷，盛入碗裡，再灑上蔥花即可。

健康米飯

請依個人喜好，搭配糙米、胚芽米或雜穀米。

食慾不振或是氣候炎熱時，最適合食用醋漬料理。不過，我不建議使用市售的食用醋來醃漬食材，從陰陽的觀點來看，市售的食用醋卻是極陰性的溶血食品。如果沒有經過稀釋就直接使用，會溶解體內血液，所以一般都會先稀釋後再使用。

醋喝多了，很可能會造成貧血、體力衰退等症狀。如果一定要使用市售的食用醋，請先煮沸後再使用。此外，如果心臟功能不好的人，絕對不能喝市售的食用醋來保養身體。

建議使用醃漬梅乾時釋出的梅醋取代食用醋。梅醋屬於陽性的食品，但它的鹽分含量較高，所以要以水稀釋後才能使用。以梅醋加上味噌調味製成的醋味噌，屬於陽性食物，請安心使用。此外，當季蔬菜和野草一定要事先處理過，才能製成醃漬料理哦！

活血羊栖菜炊飯

如果多做一些「羊栖菜燉蓮藕」，到了第二天再把它拿來做成炊飯，就能節省不少烹煮的時間。因此，請各位一定要繼續堅持下去，維持每天做飯的習慣。此外，使用胚芽米來做炊飯，也相當美味哦！

● 材料

羊栖菜燉蓮藕（瀝乾水分）…1杯
糙米…2杯
水…糙米的1.8倍
鹽…1/2小匙
醬油…1小匙
酒…1大匙
昆布…10cm左右

● 作法

❶在土鍋中放入糙米、酒、水與昆布，浸泡6～10小時。蒸煮之前，先倒入醬油及鹽調味。
❷開火加熱，煮沸後再轉至小火。此時要將昆布取出，接著再繼續炊煮至八分熟。再將羊栖菜燉蓮藕放在飯上，一起炊煮。
❸等燜熟後，用飯匙將食材與米飯撥鬆即可。

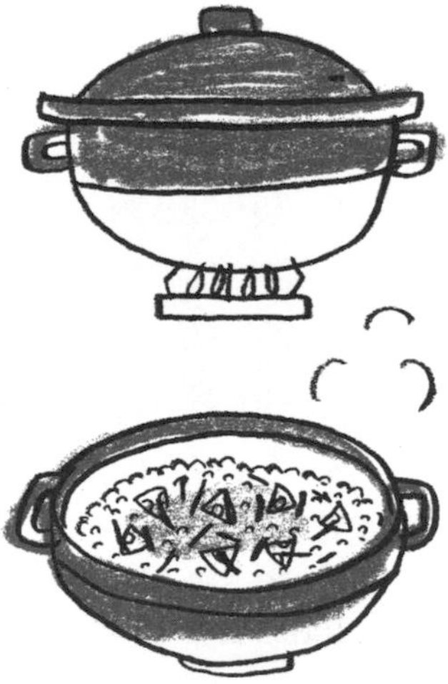

➡以當季蔬菜為食材的炊飯料理請參照P114。

味噌丸湯

●作法

使用P87的味噌丸，依個人喜好，添加海藻、菜葉與麥麩等食材，接著倒入熱水，將食材泡開即可食用。

常備菜（請參照P134）

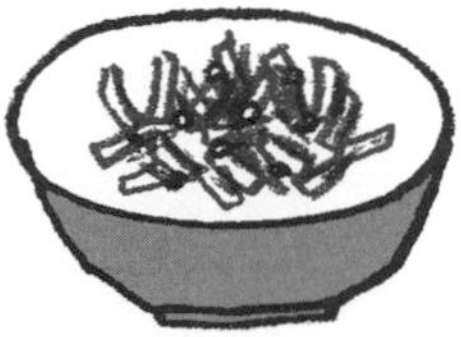

菜與飯一起共同炊煮而成的飯，就叫「炊飯」。只要有這道料理，就會很有飽足感。煮炊飯時，請務必使用當季的蔬菜與野草，徹底實踐食養理論。

因為在製作炊飯時，蔬菜必須事先切好、煮熟以便備用，有些人或許會覺得這道料理很麻煩，但儘管如此，大人和小孩都還是很愛吃「炊飯」。再加上這道炊飯使用了大量的根莖類蔬菜與海藻，很適合手腳冰冷或貧血的人食用。

以炊飯為料理主角時，湯品和配菜不妨簡單一點。可以搭配不用鍋子煮、只使用味噌丸泡開的味噌湯，以及之前就做好備用的常備菜，就能輕鬆享受美食。因此，只要善用剩下的燉菜，就能有效節省烹煮步驟與時間。

茄子醬油義大利麵

茄子會使身體變得虛寒，所以孕婦不宜食用。一般人在吃茄子時，請務必淋上醬油一起食用，才能調和陰陽的屬性。此外，記得一定要選擇古法釀造的天然醬油。

● 材料（2盤份）

義大利麵…180g
茄子…2根
大蒜…2瓣
紅辣椒…1根份（去籽切成圓片）
芝麻油…1大匙
鹽…適量
醬油…2大匙

● 作法

❶將水倒入大鍋裡，煮沸後再倒入3大匙的鹽，接著將義大利麵倒入烹煮。
❷趁著煮麵空檔，將茄子對半切開，再切成薄片。接著，在中華炒鍋或平底鍋中倒入芝麻油。熱好油後，先轉小火，放入大蒜與紅辣椒拌炒。接著，再放入茄子炒勻，最後用鹽調味。
❸等茄子炒軟後，放入瀝乾水分的義大利麵，用繞圈的方式淋上醬油，迅速地拌炒即可。

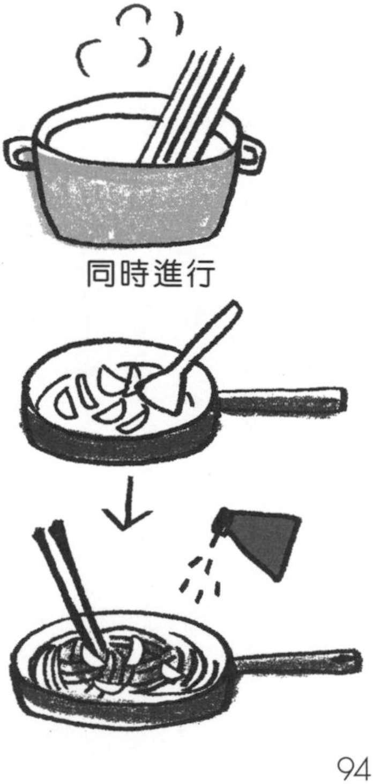

➡以當季蔬菜為食材的義大利麵料理請參照P124。

醃梅乾與山藥泥湯

這是自古流傳下來的簡單湯品，只要將材料放入碗裡，再倒入熱水，即可食用。製作這個湯品時，需要清洗的食材很少，因此也能省下不少麻煩。而醃梅乾不但能促進消化，還能增強食慾。使用醃梅乾時，請先去籽，再切成碎末使用。

●作法

將醃梅乾、山藥泥海帶、蔥與鴨兒芹放在碗裡，再倒入熱水即可。

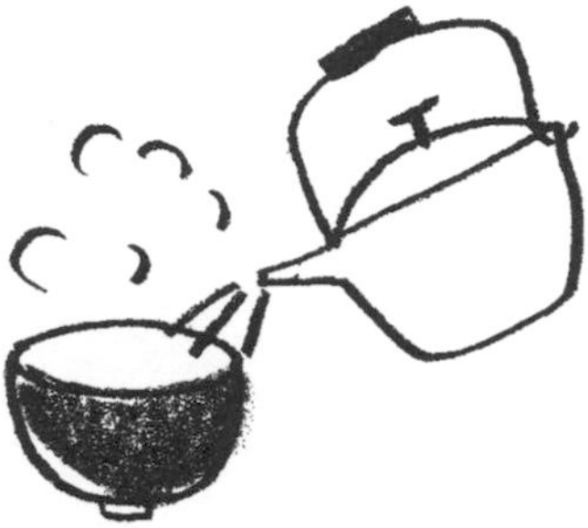

基本上我三餐都以飯為主食，偶爾也會吃麵，變換一下口味。我幾乎都是自己做麵來吃，所以也會做義大利麵料理。義大利麵很適合搭配醬油，所以炒義大利麵時，我都會用醬油來調味。

吃義大利麵料理時，我就不會再做一菜一湯。而是只會煮一道湯，簡單地吃「一湯一麵」。搭配的湯品也很簡單，只要倒入熱水即可食用。如此一來，就能節省做菜的時間，避免義大利麵糊掉，保留最佳的口感。

野草與當季蔬菜最適合用來作為義大利麵的配料，所以我常用魁蒿和莢果蕨嫩芽入菜。紫蘇與羅勒的香味相當接近，不妨用紫蘇來取代羅勒。

這次我用大家都買得到的茄子作為配料，來製作義大利麵料理。值得注意的是，茄子會使身體變得虛寒，所以一定要確實炒熟後才能食用哦！

暖胃稗子湯

稗子是能有效地改善手腳冰冷問題的五穀雜糧，不但能溫暖身體，還有活化腸胃的功能，很適合嬰兒與老人飲用。在這道湯品裡，我特別添加白芝麻糊，讓口感更有層次，喝起來綿密又順口。

●材料

稗子…1/4杯
芝麻油…1/2大匙
洋蔥…1.5中顆
紅蘿蔔…1/4根
昆布高湯…900c.c.
白芝麻糊…1.5大匙
鹽、胡椒、醬油…各適量
海蘿末…適量

●作法

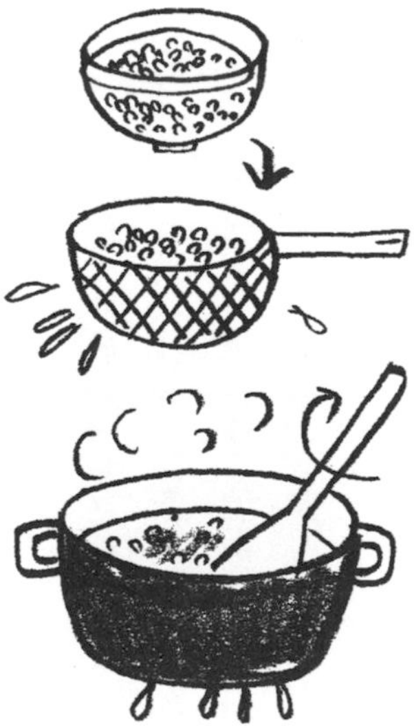

❶將稗子浸泡在水裡一個晚上，再用篩子撈起，瀝乾水分。

❷將洋蔥切成月牙狀，紅蘿蔔切成一口的大小備用。在鍋中倒入芝麻油，拌炒洋蔥，再放入❶，最後放入昆布高湯與紅蘿蔔，往順時針方向攪拌，燉煮約20分鐘，直到呈濃稠狀為止。

❸倒入白芝麻糊、鹽、胡椒與醬油調味。家中如果有海蘿末，就放入增加風味。

➡以當季蔬菜為食材的湯品料理請參照P116。

健康黍飯

元氣南瓜沙拉（作法同P79）

●材料

南瓜…1/4顆
鹽…適量
洋蔥…1/2中顆
小黃瓜…1/2根
豆漿美乃滋…適量
鹽、胡椒…適量
酸桔汁或稀釋梅醋…適量

＊一般的美乃滋會添加蛋黃，不僅屬於陰性食物，添加物的含量也較多。建議在口碑良好的店家，購買品質優良的豆漿美乃滋，才是較好的選擇。

●作法

❶將南瓜切成薄片，放入土鍋中。接著用鹽稍微搓揉，倒入少許的水，蓋上鍋蓋，再以小火將其燜軟。如果外皮較硬，請先將外皮削掉。

❷將洋蔥切成薄片，灑上多一點鹽搓揉，放置備用。因為醃漬洋蔥所釋出的水屬於陰性，所以請徹底瀝乾水分。接著將小黃瓜切成圓片，瀝乾水分後，放置備用。

❸將❷拌入❶中，放入豆漿美乃滋、鹽與胡椒調味。再倒入酸桔汁或用同等水量稀釋的梅醋，調製出自己喜歡的口味即可。

當以湯品為主角時，菜單的特色就是多放一點湯料，把湯品當作主菜食用。此外，我特別推薦添加了五穀雜糧的湯品，因為大多數的五穀雜糧都屬於陽性食物，具有溫暖身體的功效。女性只要多喝加了稗子的湯品，就能讓全身暖呼呼的。

在這道稗子湯裡，我添加了白芝麻糊，口感相當綿密順滑，搭配南瓜沙拉食用，絕對是營養滿分！南瓜不但能溫暖身體，還能健胃整腸、補充氣力，此外，對胰臟和脾臟也很好，建議各位多多積極攝取。

要特別注意的是：南瓜沙拉裡的洋蔥放久容易出水，所以在切成薄片後，請先用鹽醃漬，再用手擰乾，就能擠出多餘的水分。

若杉婆婆の小祕訣

青菜、野草如何去澀？

野草多半有一股澀味，如果吃法錯誤或是吃太多，很容易危害腎臟功能。所以在料理之前，請務必徹底去除澀味，而某些蔬菜也同樣需要事先處理，才能食用。接下來我會詳細說明上述這些問題的處理方法。

鹽水汆燙

較無澀味的青菜與野草，只要用鹽水汆燙即可。代表食材：小松菜、鴨兒芹和高麗菜等。

醬油清洗

將鹽水汆燙後，浸泡在水裡，以七比三的比例，混合水與醬油，再用混合後的「醬油水」洗掉澀味。而洗完菜類的醬油水，一定也會充滿澀味，請記得把它倒掉。代表食材：水芹、薤白等。

麻櫟灰汆燙

五、六月盛產的魁蒿與夏季的蜂斗菜，都帶有強烈的澀味，很難輕易去除。這時不妨泡在熱水中，加入麻櫟樹燃燒後剩下的灰（也就是麻櫟灰），經過汆燙後，就能有效地去除魁蒿與蜂斗菜的澀味了！

第 5 章

12種調理法，變出四季好料理

如果食譜上的食材不合時令，難道就只能放棄？
其實，如果買不到南瓜，也能用芋頭代替！
在炎炎夏日想做蘿蔔料理，以茄子取代即可，
只要變換食材，就能運用相同的方法做菜。
12 個烹煮祕訣，讓你一整年都能享用美味料理！

熱炒

◉味噌炒菜

熱炒是最簡單的烹調方式，適合天天食用，但請務必要選用優質的油品。使用鐵製平底鍋炒菜時，請確實地熱好油鍋後，再放入食材拌炒，如果油溫太低，食材很容易會黏在鍋底。

味噌屬於陽性食材，做菜時只要放入少許，就能中和陰性的蔬菜。炒菜時，請往順時

夏　味噌炒小黃瓜

炒過的小黃瓜爽脆又可口，不小心放到變軟或乾癟的小黃瓜，最適合拿來熱炒，請在水分尚未完全流失前，盡快炒好。此外，鮮嫩的絲瓜也很適合拿來熱炒。

●材料

小黃瓜…3～4根
鹽…少許
芝麻油…1大匙
酒…1大匙
味噌…2大匙

●作法

❶將小黃瓜切成一口大小的滾刀塊，灑鹽搓揉，再輕輕擰乾水分。
❷在平底鍋中倒入芝麻油，加熱至冒煙為止。接著放入小黃瓜，往順時針方向拌炒，等小黃瓜略為變色後，再倒入酒。
❸將味噌抹在小黃瓜上，蓋上鍋蓋，以小火燜煮2～3分鐘。打開鍋蓋，往順時針方向拌炒，讓味噌均勻沾附在小黃瓜上。起鍋後，盛入盤裡即可。

針方向拌炒。此外，食材的水分會在熱炒的過程中蒸發，請視實際情形斟酌水量。

◉ **季節食材**

春　・高麗菜

夏　・小黃瓜

秋　・四季豆　・洋蔥

冬　・牛蒡　・紅蘿蔔

春　味噌炒高麗菜

● 高麗菜…400g

將高麗菜切成粗塊後，直接下鍋拌炒。高麗菜很快就能炒熟，所以燜煮1分鐘即可。味噌炒高麗菜有助於胃臟健康。

秋　味噌乾扁四季豆

● 四季豆…200g＋洋蔥…1顆

四季豆去筋後斜切成粗塊，洋蔥切成薄片。多吃洋蔥，能讓血液變乾淨。

冬　味噌炒牛蒡

● 牛蒡…1根＋紅蘿蔔…1根

將牛蒡稍微清洗，去除污泥後斜切成片，紅蘿蔔切成長段。牛蒡帶有澀味，在下鍋拌炒前可以加點鹽去澀。這道料理能溫暖身體，最適合寒冷的冬天食用。

燉煮

◉蔬菜燉油豆腐

將油豆腐皮炒過後，再慢慢燉煮，就能完成一道口感十足的燉煮料理。在烹煮油豆腐皮時，一定要先淋熱水再稍微擰乾，以去除油分。

每種蔬菜的料理方法與煮軟所需的時間都不相同，小黃瓜和茄子很容易煮熟，千萬不能煮過頭。此外，泡蘿蔔乾的水，也能當作湯底來使用。這

春 蜂斗菜燉油豆腐

處理初春的蜂斗菜時，要先在表面灑鹽，輕輕地在砧板上滾動，氽燙去澀後才能開始使用；如果是初夏的蜂斗菜，請仔細地在砧板上滾動，再用洗米水煮過；而夏季之後的蜂斗菜，則要用麻櫟灰才能徹底去除澀味。

●材料

蜂斗菜（莖部）…300g
鹽…適量
油豆腐皮…1片
芝麻油…1/2大匙
昆布高湯…50～100c.c.
酒、味醂…各2大匙
醬油…1大匙

●作法

❶將蜂斗菜切成能放入鍋中的長度，在表面灑鹽，輕輕地在砧板上滾動。均勻沾附鹽分後，再氽燙去除澀味。

❷將蜂斗菜泡在水中削皮，用手折成適當的長度。

❸熱鍋後，倒入芝麻油，將去過油、切絲的油豆腐皮放入拌炒，直到炒出香氣為止。放入蜂斗菜，灑上少許的鹽，再依序倒入酒、味醂與醬油調味。接著倒入高湯，蓋上鍋蓋燉煮。最後再灑鹽調味即可。

些都是家庭主婦的妙智慧，學起來準沒錯！

◎季節食材

春 ・蜂斗菜

夏 ・小黃瓜

秋 ・茄子

冬 ・蘿蔔乾 ・紅蘿蔔

夏　小黃瓜燉油豆腐

● 小黃瓜…3～4根＋油豆腐皮…1片

只要將小黃瓜切成滾刀塊，再慢慢燉煮即可。小黃瓜具有利尿的作用，不妨搭配清湯或味噌湯食用，補充身體所需的水分。

秋　茄子燉油豆腐

● 茄子…3～4根＋油豆腐皮…1片

茄子一出水，就會變得軟爛，所以要注意關火的時機。只要多放一點油，就能煮出美味的茄子料理。茄子容易使身體變得虛寒，手腳冰冷的人如果要在冬季吃這道菜，不妨以蘿蔔乾取代茄子。

冬　蘿蔔燉油豆腐

● 蘿蔔乾…30g＋紅蘿蔔…50g＋油豆腐皮…1片

將蘿蔔乾洗淨，泡水還原後擰乾水分。泡過蘿蔔乾的水可以加在昆布高湯裡使用。燉煮的湯汁要多放一點，一定要淹過食材才行！

油炸

◎可樂餅

可樂餅人人愛吃，只要加上南瓜、芋薯類、飯或五穀雜糧等食材，就能輕鬆做成美味的可樂餅。身體較虛寒時，請務必多吃五穀雜糧來溫暖身體。此外，可樂餅搭配白蘿蔔泥和柑橘類果汁一起食用，更有助於降低油脂及熱量。

請在鍋中倒入約1cm的油，以介於炸與煎之間的方式

秋 南瓜稗子可樂餅

南瓜能幫助分解蛋白質，有益腎臟健康。在盛產期間一定要多吃。
在可樂餅中添加稗子，能讓身體變得暖呼呼的。

●材料

南瓜（搗碎果肉）…400～500g
煮好的稗子…1碗
鹽…1小匙
A ┌ 洋蔥…1/2顆
　 └ 紅蘿蔔…1/2中根
芝麻油…1/2大匙
鹽・胡椒…各適量
B ┌ 麵粉…3大匙
　 │ 鹽…1撮
　 └ 水…6大匙
麵包粉…3大匙
菜籽油…適量

●作法

❶將南瓜切成一口的大小，在表面上灑鹽，再放入熱好的土鍋裡，往順時針方向攪拌。接著蓋上鍋蓋，塞緊木栓，以小火慢慢燜軟。等煮好後再用叉子搗碎。
❷將A切成碎末。等熱鍋後，倒入芝麻油，放入洋蔥和1撮鹽，往順時針拌炒。接著放入紅蘿蔔，在表面上灑鹽後，往順時針拌勻。紅蘿蔔炒軟後灑上鹽與胡椒調味。
❸將❶與❷的材料拌入煮好的稗子裡，捏成橢圓形。均勻地沾附拌好的B後，再裹上一層麵包粉。
❹平底鍋中倒入約1cm的油，熱好鍋後放入❸，炸至兩面呈金黃色為止。

來烹煮。剩下的油瀝乾淨後，可以倒入密封瓶裡保存，拿來炒菜風味絕佳。但請記住，舊油與新油千萬不能混合使用。

◉ **季節食材**

春 ・魁蒿

夏 ・玉米

秋 ・南瓜

冬 ・芋頭 ・番薯

春 魁蒿米可樂餅

● 魁蒿（鹽水汆燙）…50g＋飯…4碗

粗略地搗碎後的飯和汆燙後切成細絲的魁蒿為材料。加入適量的麵粉和麵包粉，較容易捏出紮實的可樂餅。

夏 玉米稗子可樂餅

● 玉米…1根＋稗子…100g

稗子可以預防身體虛寒。在製作玉米與稗子可樂餅時，請把稗子煮軟一點，就能做出奶油可樂餅般的鬆軟口感。只要將玉米煮熟後，刮下玉米顆粒，與稗子拌勻即可。此外，加入適量的麵粉和麵包粉，較容易捏出紮實的可樂餅。

冬 芋頭地瓜可樂餅

● 芋頭…200g＋番薯…200g

混合芋頭與番薯，就能做出雙重的美味！此外，也可以拌入煮好的五穀雜糧。寒冷的冬季，最適合多吃五穀雜糧溫暖身體。

乾煎

◉照燒蔬菜排

用平底鍋來煎蔬菜，接著倒入醬油、酒與味醂調味，製成照燒風味，不但能增添蔬菜的美味，還能增加料理的分量。白蘿蔔蒸過後，吃起來會更加鮮甜，讓人一吃上癮！

蓮藕能改善感冒症狀；白蘿蔔能促進消化，最適合秋季到冬季食用；剛收成的洋蔥，能促進血液循環，預防癌症；

夏 香煎茄子排

茄子屬於陰性的植物，食用前請一定要先煮熟。只要在表面塗上一層油，就能避免燒焦，煎出美味的顏色。此外，佐料的香氣也能增添風味。

●材料

茄子…3根
菜籽油…1小匙
紫蘇、生薑…適量
蘘荷…適量
醬油…1/2大匙

●作法

❶將茄子去蒂，對半直切，再抹上薄薄的一層油（額外分量）。

❷將佐料紫蘇與蘘荷切成絲狀，生薑則磨成泥狀。

❸將❶放入熱好的平底鍋中煎煮，煎至雙面都變色後，再蓋上鍋蓋，燜煮2～3分鐘，過程中請勿不斷翻面。打開鍋蓋後，用繞圈的方式將醬油淋在鍋底，最後再將食材盛入盤裡，放上❷即可。

而茄子會使身體虛寒，所以最好在夏天食用。

◉季節食材

春・新洋蔥
夏・茄子
秋・蓮藕
冬・白蘿蔔

春　煎洋蔥切片

● 洋蔥…2顆

將洋蔥切成約1.5cm厚的圓片，和茄子以同樣的方式煎煮。可以用竹籤串起，避免散開。起鍋前不妨灑上蔥花，增添風味。洋蔥能使血液清澈，建議多多食用。

秋　香煎蓮藕排

● **蓮藕**…200g

將蓮藕切成約1cm厚，不要事先蒸過，直接使用與P74煎蘿蔔同樣的方式調理即可。蓮藕具有止咳的作用，不僅改善感冒症狀，還能促進血液循環。

冬　香煎蘿蔔排

● **白蘿蔔**…2cm**厚的圓片約**500g

使用與P74煎蘿蔔同樣的方式調理即可。

金平

◉金平蔬菜

金平是日式料理的常見作法，甜甜鹹鹹的，非常美味！祕訣是先將食材炒過後，再加入少許的水，炒至水分完全收乾為止。

最常見的金平料理是炒牛蒡與炒蓮藕，只要替換成當季的筊白筍或小青辣椒等食材，就能品嚐不同的新鮮美味。

此外，在拌炒牛蒡等帶有澀味的食材時，不妨加鹽去除

冬 金平牛蒡絲

快炒牛蒡與紅蘿蔔，製成甜甜鹹鹹的金平風味。請不要選購鬆軟的牛蒡與紅蘿蔔，選擇紮實且有分量的食材，才能炒出最佳的口感。

●材料

牛蒡…1根
紅蘿蔔…1 根
芝麻油…1大匙
鹽…適量
醬油…1.5大匙
酒、味醂…各1大匙
芝麻…1大匙
七味粉…適量

●作法

❶仔細地清洗牛蒡與紅蘿蔔，小心不要刮傷表皮。斜切成片後，再切成絲狀。
❷等熱鍋後，倒入芝麻油拌炒牛蒡。拌炒時，請往順時針方向攪拌。放1撮鹽，去除牛蒡的澀味。接著轉小火，等炒出清甜的香氣後，再放入紅蘿蔔拌炒。
❸適時加水，並蓋上鍋蓋慢慢燜熟。請依個人喜好倒入酒和味醂調味，煮至水分快收乾時即可關火。剛收成的牛蒡與紅蘿蔔較軟，加熱的時間要比冬天生產的牛蒡與紅蘿蔔還短，調味料的分量也要少一些。
❹最後可以灑上芝麻，或灑上七味粉。

澀味，而醬油與甜味調味料的分量，可以依個人喜好調整。最後盛盤時，不妨搭配切碎的柑橘皮或薑絲，取代佐料。

◉ 季節食材

春
・白蘿蔔
・蘿蔔葉

夏
・小青辣椒

秋
・筊白筍

冬
・牛蒡
・紅蘿蔔

春　金平春蘿蔔

● 白蘿蔔與蘿蔔葉…共300g

將白蘿蔔切成長條狀，蘿蔔葉切成塊狀，粗莖的部分斜切成片。白蘿蔔能促進消化，建議不妨多加食用。

夏　金平青辣椒

● 小青辣椒…200g

將小青辣椒去蒂，並劃上一刀，再放入鍋中拌炒。起鍋前加入調味料，分量不能過多，也無須再加七味粉調味。

秋　金平筊白筍

● 筊白筍…300g

除了七味粉之外，也很適合加醋調味。此外，筊白筍是禾本科多年生植物，嫩莖相當肥大，在中國屬於高級食材。

磯邊風涼拌

◉海苔涼拌菜

只要改變包覆在外面的食材，蔬菜和野草就能變化出多種吃法，像是常見的芝麻涼拌與涼拌碎豆腐，海苔所製成的磯邊風涼拌菜也相當不錯。

海苔具有抗癌和預防老化的功效，只要淋上醬油就很夠味，作法也簡單，絕對不會失敗，灑上炒芝麻風味更佳！

夏 海苔涼拌鴨兒芹

不建議使用水耕栽種的鴨兒芹，請購買露天栽種的天然產品，甚至在自家院子裡，也能輕鬆種出天然的鴨兒芹。一旦嚐過天然鴨兒芹的美味，就絕對不會想再吃水耕產品。

●材料

鴨兒芹…300g
板海苔…1～2片
醬油…1.5大匙

●作法

❶迅速地將鴨兒芹燙軟，浸泡在水裡降溫。擰乾水分後，再切成容易入口的長度。

❷將板海苔揉碎，使其蓬鬆。接著放入❶裡，倒入醬油，往順時針方向輕輕攪拌即可。

◉季節食材

春・鴨兒芹

夏・水芹

秋・蕪菁

冬・小松菜

夏 海苔涼拌水芹

● 水芹…300g

用鹽水汆燙後，以1：1的比例混合醬油與水，倒入調理碗中。接著放入水芹，輕輕搓揉去除澀味。擰乾水分後，再拌入海苔即可。

秋 海苔涼拌蕪菁

● 蕪菁…300g

蕪菁葉可以拿來入菜。汆燙後切成3cm左右的大小，接下來的作法與鴨兒芹相同，但可省略用醬油清洗的步驟。

冬 海苔涼拌小松菜

● 小松菜…300g

將小松菜與鴨兒芹一樣，汆燙後切成粗段，再拌入醬油與海苔調味即可。小松菜含有豐富的維生素A，非常推薦食用；相反的，菠菜則含有草酸，應盡量避免食用。

饅和風涼拌

◎醋味噌涼拌菜

醋味噌涼拌作法非常簡單，只要將加了味噌的醬汁淋在蔬菜或野草上即可。因為看起來像沼田一樣濕濕黏黏的，日本人又稱之為「饅和」（兩者讀音相同）。

小黃瓜可以直接涼拌，而野生的九眼獨活、蔥或水芹等，請先汆燙後再涼拌。雖然使用白味噌賣相較好，不過，使用熟成的味噌會更美味。此

春 醋味噌涼拌獨活與海帶芽

使用九眼獨活來做菜時，請務必要選用露地栽培的新鮮獨活。在陰暗地下室所種植出來的獨活，會使身體變為陰性。若能在市面上買到生鮮海帶芽的話，就請使用生鮮的產品吧！

●材料

九眼獨活…1根（約25cm）
醋…1小匙
海帶芽（鹽漬）…30g
炒芝麻…1大匙

A
- 味噌…3大匙
- 醬油…1小匙
- 煮過的味醂…3大匙
- 梅醋（1/2大匙加上等量的水稀釋）

●作法

❶將九眼獨活的皮削得厚一些，切成約4～5cm的長段後，迅速地汆燙。接著在水中加醋，浸泡一段時間，取出後切成薄片。將海帶芽浸泡在醃過食材的水中5～10分鐘，去除鹽分，並充分洗淨髒汙。海帶芽先過水汆燙後，再切成容易入口的大小。
❷將芝麻放入研磨缽中，磨至出油為止。接著放入A混勻，製作醬汁。
❸將❶盛入盤裡，淋上適量的❷即可。

外，加入芥末可以增加辣味，添加柚子汁、切絲的柚子皮等風味更佳。

◉季節食材

春
・九眼獨活
・海帶芽

夏
・小黃瓜
・紫蘇
・洋蔥

秋
・山藥
・分蔥

冬
・蔥

夏　醋味噌涼拌小黃瓜

● 小黃瓜＋紫蘇＋洋蔥（共200～300g）

將洋蔥切成薄片後，浸泡在水裡，再用力擰乾水分；在小黃瓜上灑鹽，接著在砧板上滾動後切成長段；將紫蘇葉切絲。小黃瓜具有利尿的作用；洋蔥則能促進血液循環。

秋　醋味噌涼拌山藥

● 山藥＋分蔥（共200～300g）

將山藥的皮削得厚一些，先過水汆燙後，再切成較細的長段。分蔥迅速汆燙後，切成約3～4cm的蔥段。這道料理具有黏性，所以味噌請維持清淡，不能太甜。

冬　醋味噌涼拌油豆腐

● 蔥…200g＋油豆腐皮…1片

冬天的蔥味道較甜，可以先過水汆燙，或放在網上慢慢烘烤。油豆腐皮先過油，切開口袋，放在網子上烤過後，再切成長段。

炊飯

◉炊飯

炊飯的美味獨樹一格，雖然需要事先煮好配料，再充分攪拌後才能食用，但這個步驟就是美味的關鍵。有豐富配料的什錦飯雖然好吃，但還是建議使用一種當季蔬菜，再搭配另一種味道相搭的食材，所煮出的簡單炊飯，才會別有一番風味。此外，請務必使用土鍋炊煮。

在烹煮炊飯時，必須事先

夏 嫩薑油豆腐炊飯

這道炊飯料理，最適合在嫩薑上市的季節烹煮，吃起來不但溫和順口，口味也相當特別。貧血與體溫偏低的人，應多食用生薑。

●材料

三分米…2杯
嫩薑…30g
油豆腐皮…1片
昆布高湯…少於500c.c.
芝麻油…1/2大匙

A
- 酒…1大匙
- 鹽…1/2小匙
- 味醂…1/2大匙
- 醬油…1/2大匙

B
- 酒…1大匙
- 鹽…1/2小匙
- 醬油…1小匙

芝麻…適量

●作法

❶將米洗好後，與昆布高湯一起放入土鍋裡，浸泡2個小時。

❷將生薑切成薄片，灑鹽搓揉，過水後切成絲狀。油豆腐皮用熱水去油，切開口袋後，再切成長段。趁著❶泡水時，在鍋中倒入芝麻油，放入油豆腐皮拌炒，再放入生薑炒軟。倒入鍋中，拌炒至水分收乾為止。

❸將B倒入❶中，大火煮至沸騰後，再轉為小火。用木栓塞住透氣孔，蒸至米粒表面沒有水分為止，大約7分熟後，再放入❷的配料。蒸熟後關火繼續燜煮。

❹10分鐘後，打開鍋蓋，將米飯和食材攪拌均勻，最後灑上芝麻即可。

拌炒，才能帶出豐富的口感。請先徹底地去除每一種食材的澀味，才能煮出美味的炊飯。

◉季節食材

春　．筍子　．海帶芽
夏　．嫩薑
秋　．蓮藕
冬　．牛蒡

春　春筍海帶芽飯

● 筍子…100g＋海帶芽（乾燥）…1撮

在水中放入米糠和辣椒，並汆燙筍子，去除澀味。切成薄片，使用與生薑相同的方式拌炒，接著將筍子拌入飯裡。將乾燥的海帶芽泡水還原後，切成一口大小。最後將飯盛入碗裡，放上山椒芽即可。

秋　蓮藕與紅蘿蔔雜穀飯

● 蓮藕與紅蘿蔔…共100g＋五穀雜糧2大匙

泡米時加入五穀雜糧，與米一起煮熟；將蓮藕帶皮切成 1/4 圓，浸泡在水裡；紅蘿蔔則直接切成 1/4 圓。接下來的作法與薑飯相同。

冬　牛蒡油豆腐飯

● 牛蒡…100g＋油豆腐皮…1片

輕輕地削掉牛蒡皮，將其切成一半的寬度後，再斜切成薄片。在拌炒時，記得要加鹽。接下來的作法與薑飯相同。

湯品

◉蔬菜湯

無論氣候多麼炎熱，蔬菜都要先煮熟後，才能食用。

愛吃肉的人，身體會很燥熱，適合吃生菜沙拉；愛吃穀物蔬食的人，一定要吃煮熟的蔬菜，即使是陰性的蔬菜，煮熟後也會變成陽性；至於體溫較低與貧血的人，則要多喝蔬菜湯，享用溫熱的蔬菜，才能維持健康的血液。

夏 退火冬瓜湯

瓜類的食物，具有利尿的作用，有益腎臟健康。如果擔心水分會流失太多，不妨將冬瓜煮成湯後，再來好好地品嚐。此外，只要加鹽，就能消除冬瓜的生味。

●材料

冬瓜…400g
乾香菇…2片
水…250c.c.
昆布高湯…500c.c.
酒…1大匙
醬油…2大匙
鹽…適量
葛粉…2小匙
芝麻油…少許

●作法

❶冬瓜帶有生味，削皮切好之後，要透過灑鹽、淋熱水等，去除生味。

❷將乾香菇與250c.c.的水放入鍋中煮沸，熬煮成香菇高湯。接著將香菇切成薄片，放入湯中。再倒入昆布高湯拌勻，最後倒入酒、醬油與鹽調味，調製出比清湯略重的口味。

❸將冬瓜放入❷燉煮。用等量的水來溶解葛粉，在起鍋前淋入湯裡，攪拌至濃稠後，再滴上芝麻油即可。

此外，昆布和香菇高湯則要各別熬煮，喝起來才會更為美味。

◉季節食材

春 ・春季蔬菜

夏 ・冬瓜

秋 ・芋頭 ・牛蒡 ・長蔥

冬 ・大白菜

春　春季蔬菜湯

● 春季蔬菜（高麗菜…1/8個＋紅蘿蔔…1/2根＋洋蔥…1/2顆）

將高麗菜切塊；紅蘿蔔與洋蔥切小丁。這道湯品所使用的蔬菜幾乎完全沒有澀味，可以直接放入鍋裡，混合香菇與昆布高湯熬煮。

秋　芋頭牛蒡湯

● 芋頭…6顆＋牛蒡…1/2根＋長蔥…1/2根

將芋頭先蒸過，要保留其硬度，不要蒸得太軟。接著將牛蒡切成約1cm的圓片，放入❷的湯中煮軟。再放入芋頭與長蔥花，適度地調味即可。

冬　大白菜與根菜湯

● 大白菜…1/8顆＋紅蘿蔔…1/2根＋洋蔥…1/2顆

將大白菜切成塊狀，接下來的作法與春季蔬菜湯相同。紅蘿蔔屬於陽性的食物，洋蔥則具有淨血的作用。

濃湯

◉稗子濃湯

消化系統狀況不佳時，最適合喝順口的濃湯了。利用稗子來熬出湯品的濃稠度，只要一邊煮，一邊拌勻，就能煮出濃湯順滑的口感。

這道湯品還添加了芝麻糊，不但口感醇厚，營養成分更是豐富，還能溫暖身體，最適合不擅吞嚥的老人與小孩。此外，在喝稗子濃湯時，建議搭配當季蔬菜食用。

春 繁縷稗子濃湯

稗子會越煮越濃稠，最適合用來製成濃湯。繁縷屬於春天七草之一，適合在微風輕拂的好天氣下，慢慢享用野草的風味！此外，只要善用攪拌機或果汁機，就能簡化烹煮的過程。

●材料

稗子…1/2杯
昆布高湯…適量
洋蔥…1/2顆
繁縷…50g
芝麻油…1/2大匙
白芝麻糊…1大匙
醬油…1大匙
鹽、胡椒…適量

●作法

❶將稗子浸泡在水裡一整晚。
❷在鍋中倒入芝麻油，接著放入洋蔥薄片拌炒。再放入稗子，往順時針方向拌炒。
❸倒入食材分量2.5倍的昆布高湯，將食材煮軟。煮沸後用飯匙攪拌，以小火燜煮15～20分鐘後，再倒入攪拌機裡打勻。
❹倒入白芝麻糊，再以醬油、鹽、胡椒調味。起鍋前灑上煮好切碎的繁縷末即可。

◉季節食材

春・繁縷

夏・南瓜

秋・芋頭

冬・馬鈴薯・紅蘿蔔

夏 南瓜稗子濃湯

● 稗子…1/3杯＋南瓜…200g

將稗子減量，並將200g的南瓜片放入❷裡烹煮，接下來的作法與繁縷稗子濃湯相同。南瓜可以分解蛋白質，促進腎臟的健康。

秋 芋頭稗子濃湯

● 稗子…1/3杯＋芋頭…4顆

將稗子減量，芋頭蒸得硬一些，先削皮後再放入❷裡煮。接下來的作法與南瓜稗子濃湯相同，煮出來的味道十分濃郁。如果能將秋天的七草切成碎末，加進濃湯裡，會變得更美味。

冬 馬鈴薯稗子濃湯

● 稗子…1/3杯＋馬鈴薯…100g＋紅蘿蔔…100g

將總計200g的馬鈴薯片與紅蘿蔔放入❷裡烹煮，接下來的作法與南瓜稗子濃湯相同。此外，紅蘿蔔屬於陽性，能為手腳冰冷與體溫偏低的人增添活力。

味噌湯 ❶

◉炒味噌湯

味噌湯素有「喝的點滴」之美譽，因此我認為味噌湯是一餐裡最重要的料理。

味噌可以維持血管與腸道的整潔，所以我每天一定都要喝一碗味噌湯，家中也隨時都備有熟成三年以上的味噌。

接下來，將介紹先用芝麻油拌炒湯料後，再倒入湯中燉煮而成的味噌湯。因為分量相當多，也可以當主菜食用。

秋 芋頭牛蒡味噌湯

入秋後，根莖類的蔬菜會越來越美味。只要在味噌湯中，放入陽性的牛蒡與紅蘿蔔，就能完成一道會溫暖身體的湯品。如果能混合兩種以上的味噌，風味會更佳。

●材料

芋頭…4顆
牛蒡…1/4根
紅蘿蔔…1/4根
長蔥…1/2根
鹽…適量
芝麻油…1/2大匙
昆布高湯…700c.c.
味噌…4大匙

●作法

❶將芋頭表面的污泥洗淨後，用刀背來削皮，切成一口的大小，再灑上適量的鹽調味。接著將牛蒡削成絲；紅蘿蔔切成四分之一圓；長蔥切成約1cm厚備用。

❷在鍋中倒入芝麻油加熱，將長蔥以外的❶放入拌炒，再倒入昆布高湯裡熬煮。等煮熟後，灑上蔥再次煮沸。最後用昆布高湯溶解味噌，加入湯中再關火即可。

＊因為芋頭富有黏性，味噌不容易溶化，請事先溶解再加入湯裡。

◉ **季節食材**

春
・洋蔥
・紅蘿蔔
・白蘿蔔

夏
・南瓜

秋
・芋頭
・牛蒡

冬
・大白菜
・小松菜
・長蔥

春 洋蔥蘿蔔味噌湯

● 洋蔥…1/4顆＋紅蘿蔔…1/4根＋春季白蘿蔔…2～3cm厚

將洋蔥切成薄片；紅蘿蔔與春季白蘿蔔則切成 1/4 圓。接下來的作法相同。

夏 南瓜味噌湯

● 南瓜…100g＋紅蘿蔔…1/2根

將南瓜切成薄片；紅蘿蔔則切成 1/4 圓。接下來的作法相同。此外，南瓜容易煮爛，不妨晚點再入鍋烹煮。

冬 蔬菜味噌湯

● 大白菜…100g＋小松菜…50g＋長蔥…1/4根

炒過的大白菜相當好吃。小松菜很容易煮熟，最好晚一點再放。

味噌湯 ❷

◉ 海藻味噌湯

味噌湯做得越簡單，越能突顯主菜的美味。只要使用青菜、野草與海藻等食材，就能煮出下飯的味噌湯，作法相當簡單。至於高湯的部分，則要使用浸泡三小時以上的昆布高湯熬煮。

混合兩種味噌能提升湯品的風味，喝起來濃醇順口，口味出色。我每年都會自己做味

春 海帶芽味噌湯

在陰陽的屬性中，海藻屬於偏陰性的食材，但卻富含有益身體健康的營養成分。海帶芽能讓血液變乾淨；蕗蕫則對心臟很好，不僅能改善支氣管健康，更有助於全身淨化。

● 材料

海帶芽…15g
蕗蕫…適量
昆布高湯…700c.c.
味噌…1大匙

● 作法

❶ 將海帶芽泡水還原後，再切成適當的大小。蕗蕫以鹽水汆燙，泡水後切成絲狀。
❷ 將昆布高湯煮沸，接著放入海帶芽，再溶入味噌。最後將湯品盛入碗裡，灑上蕗蕫即可。

噌，而且都是分別使用兩年熟成與三年熟成的味噌來製作。

◉ 季節食材

春 ・海帶芽 ・蕗薹

夏 ・韭菜

秋 ・小松菜

冬 ・春菊（日本茼蒿）

夏　韭菜味噌湯

● 韭菜…100g＋海蘿…2撮

最好使用野生的韭菜，它能清除蛋的毒性。將韭菜汆燙後切成碎末，再放入昆布高湯裡。等湯煮沸後，溶入味噌再關火。最後，將湯品盛入碗裡，再灑上海蘿即可。海蘿能吸附體內的毒素與老廢的物質，將毒素排出體外。

秋　小松菜味噌湯

● 小松菜…100g＋麥麩…適量

將小松菜切成粗段，再放入昆布高湯裡。麥麩切成易於食用的大小後，再放入鍋裡烹煮。最後溶入味噌即可。

冬　春菊味噌湯

● 春菊…100g＋麥麩…適量

將春菊切成粗段，放入昆布高湯裡。放入麥麩，再把湯煮沸即可。

義大利麵

◉蒜香辣椒義大利麵

請不要天天都吃米飯，偶爾改吃麵食也很不錯。用野草來入菜的蒜香辣椒義大利麵，真的很好吃！

冬天時，可以改用根莖類的蔬菜。此外，用醃漬品來做義大利麵，別有一番風味，各位不妨嘗試看看。

雖然添加辣椒和大蒜能溫暖身體，不過吃太多反而會傷害腸胃，所以請謹慎食用。

春 魁蒿義大利麵

只要一到春天，路上就隨處可見魁蒿的蹤跡。可以用魁蒿來取代羅勒製成義大利麵，也十分美味。此外，魁蒿很適合搭配醬油使用，它不但具有造血的作用，還能幫助止血。值得注意的是，記得3～5月絕不能食用魁蒿。

●材料（2盤份）

義大利麵…180g
魁蒿…100g左右
大蒜…2瓣
紅辣椒…1根份（去籽切成圓片）
芝麻油…1大匙
鹽…適量
醬油…2大匙

●作法

❶煮一大鍋水，放入3大匙左右的鹽，用來烹煮義大利麵。接著再用另一個鍋子煮鹽水，放入魁蒿，進行汆燙。之後，將魁蒿取出，泡水放涼，擰乾水分後，將其切碎。

❷趁著煮義大利麵的空檔時間，在中華炒鍋或平底鍋裡倒入芝麻油，並開火熱油。接著轉為小火，放入大蒜和紅辣椒爆香，再灑鹽調味。

❸將魁蒿與已瀝乾水分的義大利麵放入❷裡，用繞圈的方式淋上醬油拌。

◉季節食材

春
・魁蒿

夏
・水芹

秋
・米糠醃小松菜

冬
・白蘿蔔泥
・柚子皮

夏　水芹義大利麵

● 水芹…100g

調理方法與魁蒿蒜香辣椒義大利麵相同。而水芹的獨特風味，最適合用來搭配義大利麵。烹煮完成後，請依個人喜好灑上芝麻即可。

秋　小松菜義大利麵

● 米糠醃小松菜…100g

米糠醃菜屬於發酵的食品，能溫暖身體。無須先用水煮過，只要直接下鍋拌炒即可，但要記得減少鹽與醬油的用量。

冬　蘿蔔柚香義大利麵

● 白蘿蔔泥…白蘿蔔300g份＋柚子皮…適量

先不要放入配料，等做到步驟❸時，再拌入已瀝乾水分的白蘿蔔泥與柚子皮。白蘿蔔泥具有消化酵素，能預防癌症；柚子也有助於溫暖身體，這道義大利麵對健康很有益處。

若杉婆婆の小祕訣

順時針拌炒，有益健康

我所推廣的「食養理論」，是遵循明治時代的軍醫兼藥劑師，同時也是食養始祖的石塚左玄之教誨；此外，也以長壽飲食療法始祖櫻澤如一先生的理念為基礎。

無論是石塚左玄或是櫻澤先生，他們都是以中國古代的「陰陽五行說」為食養的理論根基，將世上的萬事萬物分成陽性與陰性，並以「陰陽調和」為宗旨。關於這個部分，我將從第一四二頁開始詳細地說明，請各位務必翻閱學習。

從陰陽的觀念來思考，**在做菜時，如果以順時針方向（陽性）攪拌，就能「栓緊」；以逆時針方向（陰性）攪拌，則會鬆開。因為順時針方向具有陽性的能量，可以發揮收縮、栓緊與溫暖等功效。**

在料理時，如果能遵循陽性的方向，往順時針方向攪拌，就能融入陽性的能量，讓菜餚變得更好吃！吃下往順時針方向攪拌而成的料理後，我們的體質也會漸漸轉變為陽性，一天比一天更健康。因此，做菜時請務必往順時針方向攪拌，不管是使用筷子或木鏟，都要遵守這項原則。

第6章

用「快速料理」，豐富食養生活

我雖然每餐維持「一菜一湯」的飲食習慣，
但偶爾也會想吃點「小點心」，犒賞自己。
本章介紹的料理能讓你的身心都獲得滿足，
以主菜、常備菜和養生茶，豐富食養生活！

◉主食料理

肚子有點餓的時候，
只要變化主食，
就能完成一道想吃就能做的料理。
不但有飽足感，
還能溫暖身體，
無論小孩、孕婦或老人家，
都很適合食用。
各位一定要嘗試看看！

糙米烤飯糰

當一群親友歡聚，想吃些小點心時，糙米烤飯糰就是最適合的選擇。
我通常都用七輪炭烤爐來烘烤，但使用瓦斯爐取代也很方便。
把飯糰捏緊一點再慢慢烘烤，就能烤出香氣四溢的烤飯糰囉！

●材料

糙米飯…適量
醬油…適量

●作法

❶將糙米煮好後，雙手沾水，捏出紮實的飯糰。放涼之後如果不易塑形，可以稍微蒸過再捏。
❷在瓦斯爐或炭烤爐放上烤網，等烤網熱了之後，再將飯糰放在烤網上烘烤。
❸等一面烤出焦痕後再翻面，整顆飯糰都烤出美味的焦痕後，再迅速泡過醬油。瀝乾多餘的醬油之後，再次烘烤即可。

若杉婆婆的重點建議

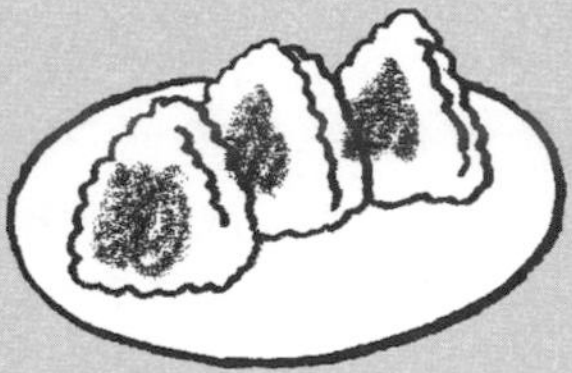

＊不要沾鹽捏飯糰。
＊想要烤得焦香酥脆，飯糰就要捏小一點。
＊推薦給手腳冰冷的人與孕婦食用。

糙米味噌烤飯糰

以味噌調味的糙米，吃起來口感十足、味道濃郁。
味噌很容易烤焦，所以烤好飯糰之後，只要迅速地塗上一層味噌即可。

●材料

糙米飯…適量
味噌…1小匙
芝麻油…適量

●作法

在平底鍋裡倒入芝麻油加熱，放入捏好的飯糰，轉中火到小火慢慢地煎煮，將雙面煎至呈現金黃色為止。趁飯糰還熱騰騰時，將1小匙的味噌塗在單面即可。

➡糙米飯的煮法請參照P67。

飥餺

飥餺是武田信玄軍隊所吃的糧食。一到冬天，我每三天就會吃一次飥餺。製作烏龍麵時，必須醒麵一天，作法較為複雜；但飥餺只要醒麵40分鐘，而且也不需要使用菜刀，作法相當簡單。

●材料

麵粉（中筋麵粉・烏龍麵用）…400g
水…比麵粉一半分量多一點
鹽…2撮
昆布高湯…1200c.c.左右
A［乾香菇…2片
　 水…250c.c.左右
牛蒡…1/2根
紅蘿蔔…1/2根
大白菜…200g
長蔥…1/2根
（※蔬菜可視情況改用當季產品）
味噌…6大匙
醬油…1大匙

●作法

❶加水揉製麵糰，灑鹽搓揉成容易處理的耳垂狀之後，再分成12顆約5cm左右的細長丸子。接著在盤子裡灑上麵粉，將丸子放在盤子裡，蓋上乾淨的抹布醒40分鐘。

❷用手指將丸子搓成細條狀，中間戳破一個洞做成圓形。像跳繩般轉動麵糰，慢慢地拉成麵狀，拉好後放在盤子裡的麵粉上。

❸趁著醒麵的空檔煮沸A，熬煮成高湯，接著倒入昆布高湯中拌勻，再放入牛蒡、紅蘿蔔與大白菜等食材一起燉煮。

❹將❸切成容易入口的長度，放入鍋中燉煮，接著溶入味噌，再灑上蔥花，淋上醬油調味即可。

咖哩烏龍麵

這是一道配料較少，而且口味清爽的咖哩烏龍麵，只要加蔥就很好吃。家中如果有蔬菜，也可以隨意添加。建議使用葛粉，調製湯底的濃稠度，太白粉屬於陰性食材，請避免使用。

●材料

烏龍麵…4球
洋蔥…1顆
鹽…少許
芝麻油…1/2大匙
長蔥…1根
昆布高湯…1200c.c.左右
醬油…120c.c.
咖哩粉…3大匙左右
葛粉…2大匙

●作法

❶將洋蔥切成碎末。在平底鍋中倒入芝麻油，放入洋蔥拌炒至金黃色為止，再灑鹽調味。長蔥切成較大的蔥花，烏龍麵過水汆燙。

❷將炒過的洋蔥放入高湯裡煮沸，再淋上醬油調味。一邊試味道，一邊倒入事先溶化好的咖哩粉。咖哩粉與高湯的用量可以依個人喜好調整。

❸放入汆燙過的烏龍麵，煮滾後灑鹽鎖住味道。接著用等量的水溶解葛粉，製作芡汁，倒入湯中煮至濃稠為止。最後盛入碗裡，再灑上蔥花即可。

飥餺麵糰
の製作方法

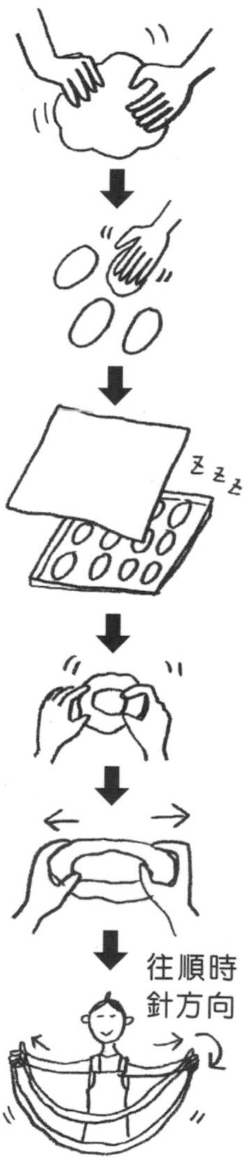

韓式韭菜煎餅

韓式煎餅就像日本的大阪燒，煎成薄薄的一片，不但能當點心，也能當宵夜吃。只要添加麵粉與米粉，就能攪拌出不會太黏的美味麵糰。辣油的作法也相當簡單，各位不妨試著做看看！

●材料（2片份）

韭菜…1/2把

A
- 麵粉…60g
- 米粉…40g
- 鹽…適量
- 昆布茶粉…1小匙
- 芝麻油…1小匙

水…140c.c.左右

芝麻油…1大匙

辣油

芝麻油…50c.c.

七味粉…適量

●作法

❶將A倒入調理碗中，加水攪拌出彈性十足的麵糰，再倒入切成粗粒的韭菜拌勻。

❷等平底鍋熱好後，淋上1/2大匙的芝麻油，再倒入一半分量的❶，攤成薄薄的麵餅。煎至7分熟後，翻面再煎，煎熟後盛入盤裡即可。另一片也以相同的方式煎熟。

●辣油作法

拿一個較小的平底鍋，熱好鍋後，倒入芝麻油，等沸騰後再放入七味粉。將做好的辣油倒入小瓶子裡保存，盡早使用完畢。此外，在吃韓式煎餅時，也可以添加醬油與醋，拌勻後沾著吃。

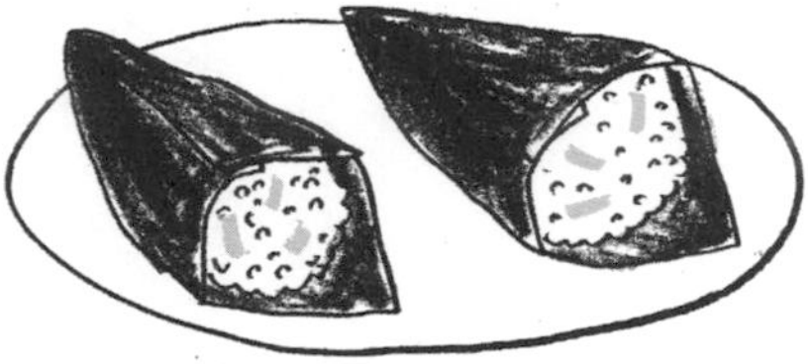

蘿蔔乾海苔捲

下午肚子有點餓時，不妨吃點海苔捲。用捲簾來捲海苔太麻煩了，如果這是做給孩子吃的點心，就像手捲一樣，用手捲起即可。此外，食用醋屬於極陰性的食材，建議用稀釋過的梅醋來取代。

●材料

蘿蔔乾…100g
薑末…1大匙
紫蘇末…1大匙
芝麻…1/2大匙
飯…4碗
加水稀釋的梅醋…2大匙
（梅醋：水　7：3）
海苔…3片份

●作法

❶將蘿蔔乾先切成薄片，再切成末，與薑末、紫蘇末、芝麻充分地拌勻。

❷將用水稀釋的梅醋淋在熱騰騰的飯上，粗略地攪拌。

❸攤開海苔，放上❷的醋飯，再放上❶的餡料，捲起來即可。

＊製作醃梅乾時，梅子釋出的水分就是「梅醋」，在天然食品店就能購得。釀造第1年的梅醋很鹹，最好使用釀造2～3年的梅醋，使用前請加水稀釋。

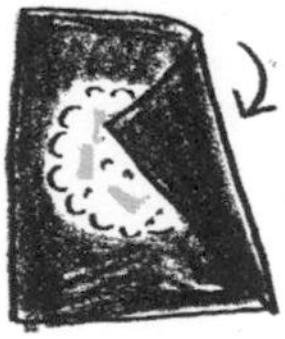

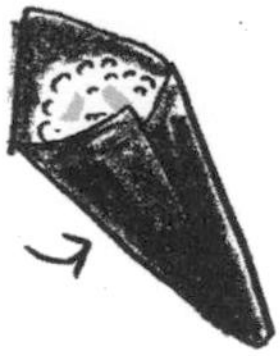

◎常備菜

「多吃飯」也是一菜一湯飲食法最主要的目的之一。家中隨時準備兩、三道常備菜，需要時熱一下就能吃，相當方便。即使只有一菜一湯，在餐桌擺上幾道常備菜，看起來就十分豐盛。接下來，將為各位介紹幾道我的招牌常備菜。

煨昆布

昆布煮完高湯後，可以拿來做佃煮料理。昆布內含的碘，有助於預防因放射線所引起的甲狀腺功能障礙。

●材料

煮完高湯的昆布…6片
芝麻油…1小匙
水…適量
醬油…2大匙
煮過的味醂…1大匙
芝麻…1大匙

●作法

將昆布切絲，等熱好平底鍋後，倒入芝麻油，放入昆布，再倒入能淹過食材的水量，煨至水分收乾為止。接著倒入醬油與煮過的味醂調味，繼續燉煮至水分快收乾時再關火。最後拌入芝麻即可。

煨蜂斗菜葉

在燉煮蜂斗菜時，不要丟掉切下來的葉子。可以將蜂斗菜做成常備菜，當成飯糰的餡料也很美味！

●材料

蜂斗菜葉…300g
芝麻油…1小匙
醬油…2大匙
煮過的味醂…1大匙
鹽…1撮

●作法

❶迅速汆燙蜂斗菜的葉子，再泡水1小時去除苦味，徹底擰乾水分後切成末狀。
❷用芝麻油拌炒，再淋上醬油和味醂調味，煨至水分收乾為止。最後灑鹽調味即可。

脆醃蘿蔔乾

多吃蘿蔔乾能預防癌症。白蘿蔔富含消化酵素，曬乾後能增加鈣質含量，所以這道常備菜能幫助你遠離骨質疏鬆。

●材料

蘿蔔乾…40g
紅蘿蔔…20g
昆布…6cm
A
炒芝麻…2大匙
辣椒…1根份（去籽切成圓片）
醋…3大匙
薄口醬油…2大匙
煮過的味醂…2大匙
酒…2大匙
芝麻油…1/2小匙

●作法

❶用手稍微搓洗蘿蔔乾，泡水10分鐘後，稍微擰乾水分。紅蘿蔔與昆布切成細絲。
❷在調理碗中放入❶的昆布與A調味料，再放入蘿蔔乾與紅蘿蔔，拌勻後醃漬1小時。

醬油醃韭菜

這道菜既簡單又美味！在我的料理教室中，是相當受歡迎的常備菜。它有益於身體健康，請務必列入每天必吃的家常菜中。

●材料

韭菜…1/2把
醬油…適量
芝麻油…1大匙
芝麻…1大匙
鹽…少許

●作法

❶將韭菜切末放入碗裡，倒入能淹過一半韭菜份量的醬油，再倒入芝麻油拌勻、醃漬。
❷灑上炒芝麻拌勻，最後再放鹽即可。

＊可以倒入空的空罐中存放，倒一層芝麻封住表面，再鎖緊蓋子密封保存。

醬油醃蘘荷

一到夏天，田裡就會長出許多蘘荷。採收下來的蘘荷若不經過處理，很快就會腐爛，最好用甜醋和醬油醃漬，延長保存時間。

●材料

蘘荷…適量
醬油…適量

●作法

蘘荷的前端部分屬於極陰性，在料理前請先切掉。只要將蘘荷切成末，泡在醬油裡幾十分鐘後即可食用。水分也屬於陰性，所以在吃之前一定要瀝乾水分。

甜醋醃蕗蕎

蕗蕎可以去除魚毒，最適合搭配魚料理一起食用。這道甜醋醃蕗蕎只要做一次，就可以吃上一整年。

●材料

蕗蕎…適量
醋…適量
味醂…適量
鹽…適量

●作法

❶將蕗蕎汆燙，泡水後擰乾水分。
❷在土鍋中倒入味醂，煮沸後倒入醋與鹽。以20：10：1的比例添加醋、味醂與鹽。充分擰乾❶的水分後，放入醃醬裡即可。

＊這道甜醋醃菜的作法也很適合醃漬小黃瓜、蘘荷、生薑、白蘿蔔、蓮藕等食材。

筊白筍時雨煮

日本傳統的燉煮料理「時雨煮」，雖然多以海鮮為食材，但十月盛產的筊白筍味道鮮甜，我認為更適合做成味噌風味的時雨煮。如果買不到筊白筍，可以增加其他食材的分量來取代。

●材料

筊白筍…1根
牛蒡…1/2根
蓮藕…1小節
紅蘿蔔…1/2根
生薑…3瓣
味噌…150g
芝麻油…1大匙
水…2大匙
鹽…適量

●作法

❶將所有的蔬菜切成碎末。蓮藕與牛蒡先泡水，生薑則磨成泥。
❷在鍋中倒入芝麻油，放入牛蒡仔細地拌炒。再依序放入筊白筍、蓮藕與紅蘿蔔炒勻。每放入一項食材，就加1撮鹽，往順時針方向拌勻。加水後蓋上鍋蓋燜煮。
❸最後放入味噌，往順時針方向拌勻，再放入大量薑泥，關火起鍋。

◉健康茶

我愛喝綠茶，
但各種茶飲我也來者不拒，
尤其是有益健康的養生茶飲。
不要小看一杯茶，
每天喝的茶飲就像一道料理，
一定要講究味道與品質。

松葉茶

相信很多人不知道松葉也能泡成茶吧！松葉茶不僅能活化內臟機能，更能幫助改善花粉症、過敏等症狀。請先將松葉蒸過、風乾後，再泡成茶。

●材料

松葉…400g

●作法

❶等蒸鍋裡的水煮滾後，放入松葉蒸4分鐘。接著攤平放在篩子裡，置於日蔭下風乾。

❷熱好土鍋後，以小火炒松葉。

❸松葉放入茶壺中，倒入熱水泡成茶。

茭白筍葉茶

茭白筍是絕妙食材，具有淨化血液、活化細胞、強化內臟機能等多種功效。多喝茭白筍葉茶，能清除血液與細胞裡的髒污，代謝排出體外。如果住家附近的市場，買得到茭白筍葉，請務必泡成茶喝喝看！

●材料

茭白筍葉…適量
鹽…1/2小匙

●作法

❶將茭白筍葉曬乾，切成約1cm寬。放入熱好的土鍋裡，往順時針方向攪拌，煮至葉片呈現褐色為止。

❷茶壺裡倒入冷水，放入一把茭白筍葉，灑鹽煮沸後即可飲用。

梅子醬油番茶

覺得身體不適時，最適合喝梅子醬油番茶，它能改善低血壓、嚴重疲勞、肝臟、心臟與腸胃的不適、流鼻水、肩膀痠痛、頭痛、陰性食物所引起的手腳冰冷等問題，還能舒緩感冒症狀。

●材料

醃梅乾…1中顆
醬油…1小匙
薑汁…2滴
番茶…適量

●作法

將醃梅乾去籽，放入茶杯中搗碎。倒入醬油搗勻，滴上薑汁，再倒入熱番茶後即可飲用。梅子的檸檬酸能促進消化，喝起來也相當清爽順口。

魁蒿茶

魁蒿不但具有淨血、造血的功效，還能幫助止血、驅蟲，發燒時更能舒緩症狀。春天時將它曬乾，一整年都能使用。記得一定要徹底地曬乾，絕不能殘留水分！

●材料

魁蒿…適量

●作法

❶將魁蒿洗淨，若是嫩葉就用鹽水汆燙；而5月的魁蒿，則要用麻櫟灰過水去澀，洗淨後再擰乾水分。接著在烈日下曝曬一天，再置於日蔭處風乾。
❷在水壺裡放入1杯分量的魁蒿，再倒入10杯水，煮沸後即可飲用。

若杉婆婆の小祕訣

貫徹食養理論，不外食

我在老民宅裡過著天產自給的生活，至今已十七年，每天用自家種的菜煮出一菜一湯，有時甚至只喝湯不吃菜，這樣的飲食習慣讓我的身體相當健康，也充滿活力。

我平時使用七輪炭烤爐來做菜，只有客人來的時候才會使用瓦斯爐，除此之外，家裡沒有任何一樣家電用品。家中沒有熱水器，平時用柴火燒水洗澡，連浴室也都只點蠟燭照明。

我一年四季都在田裡務農，最近更因為演講和料理教室，必須時常外出工作，每天都忙得不可開交，但即便生活忙碌，我仍盡量維持在家吃飯的好習慣。

我從不吃外食，因為我根本就不想在外面吃飯！如果外出演講，我會事先做好飯糰，再將米糠醬菜與常備菜放入塑膠袋裡隨身攜帶，就連茶我也會自己準備。至於長途旅行或出差，我則會請朋友用無農藥的米做飯糰給我吃。徹底地實踐食養理論，就是我一生堅持的生活方式。

第7章

若杉婆婆50年不生病的健康哲學

只要謹記「食養理論」與「陰陽屬性」，
就能輕鬆規劃自己的一菜一湯食譜，
擺脫各種文明病，重新找回健康身體。
本章將完整闡述我的養生觀，
請各位務必詳細閱讀！

了解食物屬性，「陰陽調和」就能改善體質

在前幾章中，我不斷提到「陽性」、「陰性」等詞彙，這種「陰陽屬性」就是食養的根基，請各位務必好好學習陰陽屬性的基礎理論，學會分辨食物的陰陽屬性。因為如果缺乏基礎概念，就算在料理上花盡心思，也無法讓身體變得健康。

我讀過長壽飲食始祖櫻澤如一的《新食養療法》之後，才開始接觸食養理論與陰陽屬性。「長壽飲食療法」是目前風行全球的健康法，它的原文是Macrobiotic，語源來自希臘文「偉大的生命」，旨在提倡**改掉以肉類為主食的飲食習慣，結合中國傳統「陰陽思想」與「五行學說」，實踐自然飲食，達到健康與長壽的目標。**

櫻澤先生從小就體弱多病，所以致力於鑽研各種維持健康的方法。明治時代的軍醫石塚左玄可說是「食養理論」的創始人，他大力提倡中國古代的「陰陽調和法」，櫻澤先生遵從左玄的教誨，更進一步地實踐食養理論，才終於重拾健康。

◉自耕自食，實踐陰陽調和的「食養生活」

因為鑽研櫻澤先生的飲食理論，我才有機會認識石塚左玄的食養理論，加上自己的不斷研究，我深刻感受到陰陽調和對飲食的重要性。為了讓更多人了解以陰陽調和為中心思想的食養理論，我不但四處演講、開設料理教室，還另外開了一家自然食品店。

換句話說，**我的食養基礎就是「陰陽調和」，而傳統飲食則是最能達到這個目的的飲食方式**。為了將這個觀念落實在生活中，我只使用及販售無添加、無農藥的天然食品。不僅如此，為了徹底貫徹食養生活，我選擇搬到京都綾部居住，自己種菜、種米，過著「靠天吃飯」的原始生活。

「食養」是一門艱澀深奧的學問，為了身體的健康著想，請各位務必要認真的學習。

維持陰陽平衡，就靠「一菜一湯」飲食法

中國的傳統思想認為萬物皆有陰陽之分，石塚左玄與櫻澤如一也有相同的觀念。陰陽之分大致是：太陽為陽、月亮為陰；男為陽、女為陰；充滿能量的溫熱物體為陽，冰涼寒冷的物體為陰。（更多的分類請參考左頁列表。）

石塚左玄將中國傳統的陰陽觀念，套用在現代營養學中，他認為「鈉」屬於陽性元素，「鉀」則屬於陰性元素，如果想擁有健康的身體，就必須維持兩者的陰陽平衡。這個觀念精準地點出當時西方營養學的盲點，實在令人佩服。

其實，不只鈉與鉀等元素，**每項食物都有陰陽之分**。舉例而言，許多男性都喜歡喝酒吃肉，大量攝取陽性食物，這種飲食方式，很容易破壞體內的陰陽平衡。

兒童的體質偏陽性，所以通常都喜歡吃屬陰性的甜食。但以這種方式來調和陰陽太過極端，最好多吃穀物、蔬菜和野草，按部就班地調和體內平衡，才是長久之道。**我認為以糙米蔬食為主的「一菜一湯」飲食法，才是調和陰陽的最佳方式。**

陰

- 鉀含量過高
- 水分過多
- 鬆軟、擴張、放鬆
- 一煮就軟的食材
- 成長速度快、體積較大的食材
- 從地面往上生長的植物
- 生長於炎熱氣候下的作物
- 月亮、水、冬季

陽

- 鈉含量過高
- 水分過少
- 緊緻、收縮、緊張
- 久煮不爛的食材
- 成長速度慢、體積較小的食材
- 從地面往下生長的植物
- 生長於寒冷氣候下的作物
- 太陽、火、夏季

紅屬陽、紫屬陰，從顏色也能辨「陰陽」

陰陽也能從外觀顏色來區分，就像彩虹一樣，以紅、橙、黃、綠、藍、靛、紫的順序排列。**紅色的陽性最強，屬於極陽，接著陽性依序減弱，紫色陰性最強，屬於極陰**。換句話說，紫色的茄子屬於極陰性的食材。這個辨別方式非常簡單，各位不妨參考本書附錄的「陰陽屬性一覽表」。

太陽的移動會影響顏色的變化，早上的紅外線較強，陽性能量較多，接近傍晚，充滿陰性能量的紫外線就會愈強。**陽性能量能溫暖身體，幫助萬物生長**，所以早起曬太陽有益身體健康；**反觀陰性能量會使身體虛寒，破壞萬物生長**，因此上午比下午更適合外出散步。

◉食材顏色不是判斷「唯一準則」，不可一概而論

雖然番茄是紅色的，但內部結構卻相當鬆軟，屬於陰性食物；青椒雖然是綠

色的，但內部中空，所以也算是陰性食物。各位在判別食物的陰陽屬性時，請特別注意這些例外的食材。

至於其他顏色，**褐色與黑色屬於陽性，白色則屬於陰性。**高麗菜的顏色偏白，屬於陰性食材，但蔬菜中也有特例，不能一概而論。例如菜葉包覆得非常緊實的捲心菜類屬於陽性食材，相反的，菜葉包覆得很寬鬆，摸起來鬆軟輕盈的蔬菜則屬於陰性食材。此外，米、味噌、醬油與鹽等，會產生發熱現象，因此屬於紅色系的陽性食材。

體質、身體各部位，都要講究「陰陽理論」

既然萬物都有陰陽屬性，人的身體當然也有陰陽之分。柔軟的部位為陰性，堅硬的部位為陽性；身體「前方」有柔軟的內臟，屬於陰性；身體「後方」有堅硬的脊椎，屬於陽性；身體右側為陽性，左側為陰性；默默思考事物的頭部為陰性，用來行走移動的雙腳為陽性。

以身體站直時為基準，橫向生長的眼睛、眉毛與嘴巴為陽性，縱向生長的鼻子、耳朵與牙齒為陰性；肝臟、心臟、肺臟、脾臟與腎臟為陽性，大腸、小腸、膽、胃臟、膀胱為陰性。身體的各個部位，都可以像這樣區分陰陽屬性。

各位應該常在中藥行聽到陽性體質、陰性體質這類的用語吧！由此可見，體質也能以陰陽區分。**肌肉發達、身材矮小壯碩，以及肩膀高聳的肌肉型肥胖體格都屬於「陽性體質」**；相反的，**纖瘦高挑、水腫型肥胖體格，以及瘦身成功後，肉質鬆垮、肩膀下垂的人則屬於「陰性體質」**。

陽性體質的人身體溫暖，體溫較高，血壓也偏高；相反的，陰性體質的人手腳冰冷，容易出現貧血、身體虛寒、低血壓、低體溫、低血糖等症狀，身體沉重且容易倦怠。

◉收縮與擴張，童謠中蘊藏的「陰陽屬性」

日本有兩首有趣的童謠，很適合用來形容陰陽屬性。

第一首童謠是《手握拳，手張開》，這首童謠的歌詞不斷重複雙手握拳（凝結力、收縮）、張開（擴張力、擴散）的動作，可說是一首歌頌陰陽的歌曲。吸氣會使肺部膨脹，而呼氣則使肺部收縮；心臟靠著收縮與擴張，將血液運送至全身各個部位；腸道也是透過收縮伸展的蠕動，才能發揮消化的功能。

第二首童謠《通過吧！》，最適合用來形容血液流動的過程。血液從心臟出發時，會經由大動脈流遍全身，最後再經由靜脈回到心臟。血液越清澈，循環效果就會越好，一旦循環遲滯、形成高血壓，就會像歌詞所說的：「要過去可以，但回去時會發生可怕的事。」從這個角度來思考陰陽屬性，是不是變得有趣多了呢？

了解體質，「以食為藥」吃出健康！

陰陽理論的重點不在於區分食材的陰陽屬性，而是先了解自己體質的屬性，找出病因，再思考改善方法才是關鍵。

位於陰陽兩極的是兩股被稱為「氣」的能量，各位請將這兩股能量視為創造萬物的起源。陰陽看似對立，但本質上卻是相互調和的。身體偏陰雖然不好，但純陽的體質也會危害健康。因此，**一定要先了解自己的體質，再積極調和陰陽平衡。**

這個世界是全由陰陽循環構成，早晨、中午、晚上依序降臨，循環不息。從週一到週日，又從週一開始展開新的一週；每個月都有月初，也有月底；每年都有一月，也有十二月，緊接著又是新的一年。一年有春、夏、秋、冬四個季節，第二年又再次重複四季更迭，季節就在光影的輪轉間不停變換。因此，人類一定要遵循大自然的節奏生活。

◉由「食補」調整體質，做自己身體的醫生

中國古代將醫生分成上醫、中醫與下醫三個層級。下醫只用藥物醫治患者；中醫結合中藥與飲食，雙管齊下；至於層級最高的上醫，則是最受國家重視的醫生，他們會根據陰陽屬性，以食物治癒疾病。**「以食為藥，以藥為食。」這就是「醫食同源」的概念，也是從陰陽屬性發展出來的理論。**

舉例來說，眼睛不好的人，一定要先從提升肝臟的健康下手；想要擁有健康的肝臟，就要多吃綠色蔬菜，並積極攝取柑橘類與醋漬食品，不僅有助於活化肝臟，更能達到清肝明目的效果；而腎臟有問題的人，一定要多吃黑色食物，例如：昆布、黑芝麻、黑豆，補充體內所需的鹽分。但現代醫生卻要求腎臟病患者必須減鹽、甚至不吃鹽，這一點真是令人遺憾。

食物真的能重整身體健康，所以我們一定要成為身體的「上醫」，好好呵護自己的身體。

順應「天道」，只吃當地、當季食物

人類的身體會順應當地的風土民情及環境特性，健康狀態也會因此受到影響；食物也是如此，當地作物也同樣會順應我們身體的需求。

各位或許曾聽說過「身土不二」吧！它是指「身體與土地不可分割為二」，**這種「只吃當地種植、收穫的食物」的想法，也是食養理論的重要觀念之一**。話說回來，這句話所說的「土地」究竟有多大呢？以前的人只吃三里四方大的食物，而一里則相當於現在的四公里，所以三里四方大約等於現在的十二平方公里。

反觀現代的飲食生活，一走進超市，從遠地運送過來的食材隨處可見，國產品就不用說了，還有來自中國、挪威、美國等國外進口食品，為了運送這些食物，人類不曉得要花費多少運輸成本與時間！遠距離運送食物，不僅浪費資源，也會污染地球環境。

◉選用當地、當季作物，品質新鮮看得見

更糟的是，隨著生物科技的進步，現在一年四季都能買到各式非當季生產的食材，例如：冬天買得到番茄、夏天買得到白蘿蔔，無論在任何季節，都能買到各式的蔬果。各位不覺得這樣的現象很奇怪嗎？事實上，這會造成極嚴重的後果。

如果吃的是住家附近種植的蔬菜，我們就能就近了解農家的背景。從農家的角度來看，因為這些菜是種給熟人吃的，所以自然就不會馬虎；對消費者而言，他們也會下足工夫烹煮料理，將農家辛苦種植的作物調理得更美味。這才是享受當季美味食材、攝取充足營養的祕訣，不是嗎？

蔬菜不削皮，「完整吃」最健康

其實，**蔬菜本身也有陰陽之分。**我以白蘿蔔和紅蘿蔔為例，這兩種蔬菜的葉子為陰性、根部為陽性，把葉子與根部混合著吃，才能陰陽調和。正因為葉子與根部陰陽合體，蔬菜才擁有充足的能量，因此各位在烹煮時，千萬不要切掉葉子與根部，只要切除帶有髒汙的部分即可。

此外，也千萬別將蔬菜的表皮削掉！蔬菜的表皮富含維生素、礦物質與鈣質等養分，可以幫助皮膚組織生長，強化肌膚健康。因此，我強烈地建議各位要連皮一起吃。唯一要注意的是，請選擇不使用農藥的安心蔬菜，避免吃進殘留在表皮上的毒素；如果只買得到含農藥或化學肥料的食材，烹煮時請務必要削皮洗淨。

在食養理論中，**就算只是一片蔬菜，切的時候也要注意陰陽平衡，不能偏倚。**在切白蘿蔔、紅蘿蔔與牛蒡等長形蔬菜時，一定要斜切，才能同時吃進蔬菜的下半部（陽性）與上半部（陰性），達到陰陽調和的效果。

另一方面，在切洋蔥與南瓜等圓形蔬菜時，則要呈放射狀下刀。講究蔬菜的切法，才能均衡地攝取蔬菜所含的各種營養成分，讓身體更平衡。

長形蔬菜

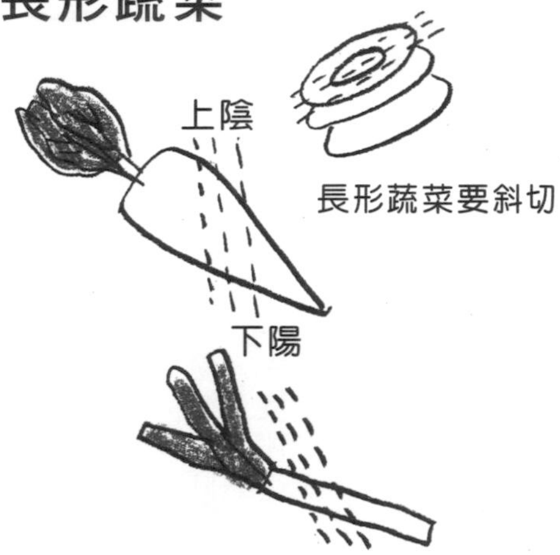

圓形蔬菜

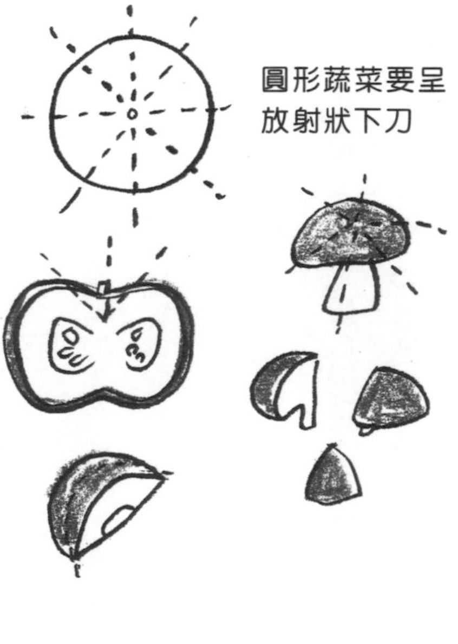

用食物調整「陰陽平衡」，告別大病小痛

就像我前面所說的，體質有陰陽之分。容易感到倦怠、有貧血現象的人，屬於陰性體質，應積極地攝取陽性食物，達到陰陽調和的效果。如果長期忽視身體發出的警訊，不僅容易產生便祕、低血壓與手腳冰冷等不適症狀，嚴重時更可能導致不孕症。

另一方面，陽性體質的人也要積極攝取陰性食物。如果大量食用陽性食物，會導致身體燥熱，容易罹患高血壓、高血脂與腦梗塞等疾病。**想要活得健康，維持陰陽平衡正是關鍵所在。**

現代人大多屬於陰性體質，所以在吃陰性食物時要特別注意。每年一到春天，新鮮的春筍就會紛紛上市，鮮甜水嫩，讓人食指大動。不過筍子屬於陰性食物，最好搭配海藻一起食用。此外，茄子容易導致流產，孕婦最好忌口。如果真的很想吃，請一定要趁當季食用，而且絕對不可過量。

◉陰性食材可用味噌、醬油調味，調和陰陽

關於烹調的方式，**建議採用「陽性調理法」，慢慢烹煮至熟透為止，才能舒緩食物的陰性特質**。使用加熱到冒煙的鐵製平底鍋，將食材徹底地炒熟，就是最好的調理方式。

此外，不妨使用陽性調味料來調味，例如：味噌或醬油。先炒熟食材後，再倒入味噌拌勻，或是做成味噌湯。天然釀造的味噌不僅能發揮淨血、造血的效用，更能有助於提高基礎體溫。其中又以釀造兩年以上的味噌效果最好，使用優質味噌做菜，就能安心食用陰性食物。

豆腐與黃豆也屬於陰性食物。黃豆製品、青椒、茄子與番茄等食材，都帶有強烈的陰性特質，食用時請務必謹慎，最好使用醬油、味噌等陽性調味料烹煮。

未經加熱的醋屬於陰性的溶血性食品，病患絕對不能直接食用。如果要以醋調味，請事先加熱並盡量減少用量，或改用加水稀釋的梅醋。

亞洲人腸道較長，適合吃「穀物蔬食」

過去一直呼籲大家重拾傳統飲食，實踐一菜一湯飲食法，我會這麼做，也和維持內臟的陰陽平衡有關。腸道在陰陽屬性中屬於陰性器官，這一點在先前已說明過。事實上，**腸道、胃、血管等中間有空洞的器官或組織都屬於陰性，所以一定要積極攝取陽性食物，才能幫助消化吸收。**

包含日本人在內，亞洲國家自古就以穀物蔬食維生，為了因應這個飲食習慣，**我們的腸道天生就比歐美人略長，長約九公尺，不適合消化肉類。**相較之下，西方人的腸道只有六公尺，是最適合消化肉類的長度。

腸道天生不適合消化肉類的亞洲人，一旦吃進大量的肉類，肉類的殘渣就會在腸道中漸漸腐壞，不易排出體外。仔細地研究一下「腐」這個字，會發現它有「肉類在腑（府）裡面」的意思，腐壞的肉類殘渣會形成宿便，引起便祕問題。

總歸來說，我們腸道最適合用來消化穀物蔬食。因為腸道屬於陰性器官，請多吃些陽性的蔬菜和穀物，才能促進腸道健康。

◉多吃飯，少吃菜！「七比三」是飯菜黃金比例

牛蒡、紅蘿蔔、蓮藕等根莖類蔬菜，以及南瓜等瓜科植物都屬於陽性食物。穀物裡的糙米屬於陽性，如果覺得糙米的口感不佳，也可以改吃胚芽米。而小米、黍、稗子等都屬於中性食物，各位不妨可以搭配陰性與陽性的食品一起食用。

此外，主食與配菜的比例也很重要。根據小笠原的飲食禮儀，**穀物要吃七分、配菜則是三分，我認為這是最適合亞洲人的飲食方式。**

反觀現代人的飲食，大家都只吃少許飯，卻配上大量蔬菜，這樣的吃法不但沒有益處，更會危害身體健康。請各位從現在開始，多吃米飯與五穀雜糧，以陽性食材提高基礎體溫，如此一來就能改善貧血等問題。

食養生活，讓我們活得更健康！

十七年前，我帶著女兒典加和她的小孩，三個人一起搬到綾部市居住。如今，我所提倡的食養生活漸漸受到綾部市與京都府的注意，邀請我開設料理教室並舉辦公開演講，宣揚食養理念。

我的女兒除了協助我以外，也在七年前展開自己的事業，成立了「Kirari上林」。女兒的個性十分積極樂觀，眼看上林地區深受高齡化的問題所苦，於是號召年輕人振興當地，不僅大力推廣無農藥的稻米耕種法，還親自釀造醬油、種植芝麻、榨芝麻油。同時也販售我大力推薦的黑烤糙米茶和黑烤醃梅乾，並開設料理教室和手作教

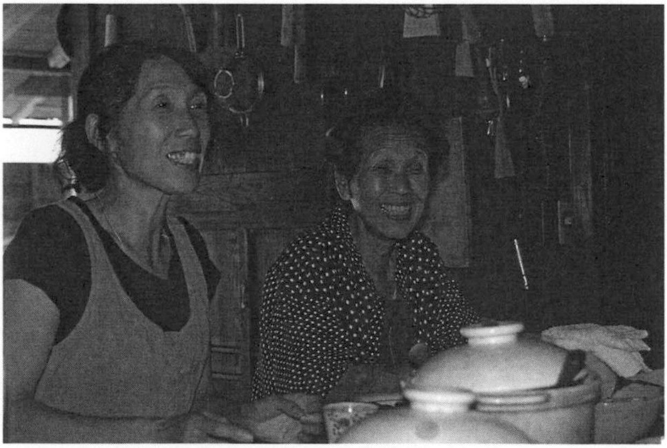

▲若杉婆婆與女兒典加努力推廣食養生活。

室，積極向各界宣揚上林地區的特產與優勢。

◉回歸「傳統飲食」，生理痛、手腳冰冷通通消失

我女兒典加為了讓讀者更了解「陰陽調和」的重要性，特地向各位分享以下這段經歷：

在我小時候，媽媽還沒開始接觸食養理論，所以經常會做牛奶麵包、漢堡排或咖哩給我們吃；但自從她開始接觸食養理論之後，我們每天吃的食物就變得完全不一樣了。

哥哥們甚至還生氣地說：「為什麼咖哩沒有肉！」不過在這個過程中，我們也逐漸了解食養的好處。最棒的是，吃蔬食長大的小孩不但不會生病，而且還充滿活力，身體也很健康。

後來我進入短大攻讀營養學，住進學校宿舍之後，飲食生活開始變得很不規律。每次只要在外面吃飯，就會覺得很不舒服，甚至大吐特吐。對我而言，從媽媽身上學到的知識，比我在短大學到的還要正確，也更容易理解，於是我決定跟媽媽

一起搬到綾部市定居。

各位如果曾去過綾部就會知道，這是一個深受高齡化與少子化問題困擾的地區，正因如此，我希望能號召年輕人到這裡振興當地。全國各地已經有許多支持者認同我媽媽所提倡的食養理論，其中有些人更以務農為一生志業，搬到綾部居住，與我一起生產各式農產品，我真的很感謝他們。

許多年輕人在搬來綾部居住前都說：「我的手腳好冰冷，生理痛也很嚴重。」不過，來到這裡調整飲食，開始吃正確的食物之後，他們都紛紛開心地表示：「典加小姐，我的身體變得好暖和喔！」還有人說：「來這裡之後，雖然第一次生理期還是很痛，但第二次以後就完全不痛了。」

由此可見，飲食真的能影響一個人的健康。因此，我希望各位都能學習食養理論，與搬到這裡定居的居民一樣，變得既健康又有活力。而我媽媽所研發的食養料理，也絕對能幫助各位解決每天做飯的困擾。

第 8 章

你不可不知的食物危險真相

不能光從營養學層面認識食物，
以食養理論為基礎深入調查後，
我發現最近的飲食觀念真危險！
如果盲目跟隨社會的健康風潮，
極有可能危害身體的健康。

「米飯」澱粉含量多，很容易發胖？

當我大聲呼籲，希望大家多吃穀物蔬食、米飯時，都會有女性朋友說：「吃飯會胖，我不要吃飯！」但事實根本不是如此。

我仔細觀察肥胖者的飲食習慣，發現他們天天都吃洋芋片、冰淇淋等脂肪含量極高的食品。其實，只要改掉這種不健康的飲食習慣，改吃以蔬菜為主的「一菜一湯」，餐餐吃米飯與蔬菜，一定能健康地瘦下來。

我身邊的年輕夫妻身材都很纖瘦，沒有肥胖問題，他們每天早睡早起，下田務農，一天三餐正常吃，身體相當健康。還有人自從開始實行一菜一湯飲食法後，就成功瘦下十公斤！

◉多吃飯無妨，甜食與肉類才是肥胖元凶！

肥胖的關鍵在於飲食習慣。富含脂肪與蛋白質的肉類屬於極陽性，只要一吃下肚，身體就會異常發熱；而砂糖能讓身體降溫，所以只要身體過熱，我們就會不由自主地想吃冰淇淋、蛋糕等甜食。**過度攝取肉類與砂糖，不僅會破壞身體平衡，更容易使人發胖。**

此外，肉類與砂糖都屬於酸性食物，會污染血液，產生氧化現象，導致血液循環變差，讓身體越來越冰冷，代謝也跟著弛緩。因此，愛吃甜點與肉類的飲食習慣，根本就是本末倒置，讓自己掉入越來越胖的惡性循環中。

稻米是我們老祖宗流傳下來的能量主食，也是上天賜予的恩惠，它蘊藏著宇宙之「氣」，可說是最好的食物。只要多吃米飯，調理身體的狀況，就能渡過健康又充實的人生。

為了健康著想，人人都該改吃「糙米」？

雖然長壽飲食療法建議大家吃糙米，但我並不認為非得吃糙米不可。**每個人的體質不同，不能一概而論，有些人體質天生不適合吃糙米，吃多了反而會危害健康。**再說，許多居住在綾部市的高齡者都只吃白米，不僅活得長壽，身體也維持得很健康。

值得注意的是，兒童的體溫較高，平時就充滿活力，所以絕對不能強迫他們吃糙米。因為體溫較高的人一旦吃進糙米，體溫會再度升高，為了保持身體平衡，他們會不由自主地吃進更多甜食與水果，陷入惡性循環。

而平時愛吃肉的男性，如果改吃糙米，身體也會產生過熱現象，最後反而會讓他們喝下過量的啤酒或吃進太多甜點。因此，先調整身體的狀況再改吃糙米，才是最好的方法。

◉改用「土鍋」煮飯，將營養全鎖在米粒中

不瞞各位，每年一到夏天，我也不吃糙米，改吃胚芽米。但無論如何，我絕不建議各位吃精製過的白米。因為**白米不僅缺乏稻殼、胚芽與米糠等營養成分，在精製的過程中，還會流失蛋白質、碳水化合物、膳食纖維、維生物和礦物質。**

此外，改吃穀物蔬食的人，如果不喜歡糙米的口感，不妨搭配胚芽米食用。胚芽米還保留著胚芽，口感比糙米更好，已經習慣吃白米的人，不妨先從胚芽米開始練習，再慢慢嘗試吃糙米。

請切記，**糙米絕對不能用壓力鍋烹煮**，因為壓力鍋會使糙米氧化，減損鮮味與甜味，放涼之後也會變得軟爛，吃起來一點味道都沒有。相較之下，用土鍋煮出來的糙米飯，因為經過長時間的炊煮過程，糙米的美味不僅完全鎖在米粒中，也有助於消化吸收。因此，我建議腸胃不好的人使用土鍋烹調糙米。

認識我之後，許多人都慢慢改用土鍋煮飯。土鍋不僅能煮糙米飯，也能用來烹煮其他配菜，建議各位買一個好用的土鍋，充分地發揮它烹調的效用。

吃錯季節，「大豆製品」反而有害人體！

每次只要掀起一股健康風潮，就會有某種食材因為有益健康而開始蔚為流行。其中尤以醋泡黃豆、納豆與豆漿等大豆製品最受歡迎，而豆腐也是實踐長壽飲食的人和減肥者最常吃的食品。

大多數人都認為植物性蛋白質不會造成脂肪囤積，多吃有益身體健康，不過這是錯誤的觀念，請各位務必立刻改正這種想法。**黃豆與大豆製品屬於陰性食材，含有大量的鉀元素，會使身體變得虛寒。**

炎熱的夏季非常適合吃涼拌豆腐，但如果過了秋天還繼續吃，反而會讓身體越來越虛寒。我有一位癌症末期的女性朋友，她某天突然很想吃豆腐，沒想到只吃一塊，身體深處就持續疼痛，讓她一整天都相當不舒服。這個例子證實了豆腐的影響速度奇快，只要一吃下肚，身體立刻出現反應。豆漿也是同樣的道理，在秋冬季節狂喝冰豆漿，會讓貧血的症狀加劇，後果不堪設想。

◉加工「納豆」多吃無益，不如改吃天然「味噌」

有些人會問：「納豆含有納豆激酶，應該算是健康食品吧？」其實從血液的觀點來看，**納豆激酶會破壞血液，可說是一般人容易忽略的「健康殺手」**。

釀造醬油時如果產生納豆激酶，就會減損醬油的美味，導致前功盡棄。更糟的是，最近的納豆產品不再用天然的方式慢慢發酵，而是利用人工納豆菌，在短時間內大量製作而成。吃這樣的人工產品，對身體完全沒有任何益處。

但不可否認的是，黃豆被譽為「田裡的肉」，它確實還是有許多健康功效，例如黃豆發酵製成的味噌，就是數一數二的健康食品。經過充分發酵的味噌可說是一種「食用藥物」，只要每天食用，就能慢慢地提高基礎體溫，治癒手腳冰冷。但值得注意的是，並非所有的黃豆製品都能大量食用，這一點請務必謹記在心。

「小魚乾」鈣質豐富，可以多多攝取？

基本上，我只吃穀物蔬食。先前我曾經說過自己不吃肉類，那是因為小時候家裡養過牛，所以不忍心吃肉。

雖然不吃肉，但我偶爾還是會吃魚。我不吃養殖魚類，只吃生長在河川裡的魚，或是深海捕撈的白肉魚。此外，我絕對不吃紅肉魚，因為紅肉魚富含動物性蛋白質，屬於陽性食材，而我每天都吃陽性的蔬菜和野草，不需要再攝取同是陽性食材的紅肉魚。而且，吃紅肉魚會污染血液，對身體健康沒有任何益處。至於養殖魚類的問題，則在於無法了解業者餵魚的飼料來源，因此我絕對不吃。

此外，**魚乾也是必須盡量避免的食物**。曬乾的蔬菜不僅能增加甜味，還能提高鈣質的含量，對身體相當有幫助；雖然動物性食材確實也能透過曬乾來增加鈣質的含量，但分解過程中會產生氧化現象，這個問題非常嚴重！過氧化脂質一旦增生，就會污染血液，嚴重時甚至會影響健康。因此，一般常見的秋刀魚、青花魚等青背魚的魚乾，都不是健康的食材。

在日本某些地區，自古就有吃鹹魚乾的習慣，由於唾液會增生致癌物質亞硝胺，因此這些地區的居民罹患胃癌的比例相當高。此外，魩仔魚與燉煮過的小魚乾也是必需忌口的食物。魚乾通常會先以化學藥劑處理過，如果以魚乾來熬煮高湯，有害身體的物質就會融進湯裡，喝下這樣的高湯，簡直就是喝化學藥劑。

◉多吃「鯉魚」和「牡蠣」，有益身體健康

鯉魚自古以來就被當作消炎聖品，也是孕婦最好的滋補食材。建議各位將鯉魚煮成醬湯食用，不但能轉化虛寒體質，還能增加血液量。雖然現在鯉魚多作為觀賞用，食用鯉魚已經取得不易，但如果有機會買到，請務必嚐嚐看。

此外，牡蠣含有豐富的營養成分，對身體很好，向來有「海裡的牛奶」之稱。不過，只有食用天然牡蠣才有效果，而且天然牡蠣千萬別生吃，一定要煮熟後再食用，建議做成炸牡蠣、土手鍋或牡蠣湯。唯一要注意的是，牡蠣煮太久會縮小，烹煮時請注意控制火候。

低熱量的「香菇」，其實暗藏危機

菇類熱量較低，是相當受女性歡迎的瘦身食材，但超市販賣的便宜菇類，全都是人工食品，請千萬不要因為貪小便宜而購買。各位不妨思考看看，菇類是如何種植而成？

一般來說，菇類都是種植在陰暗潮濕、溫度維持在二十八度的溫室裡，經過一週到十天的時間才得以採收。而菌種也是農家親手培植的，就連香菇的菌種也是以人工方式增生，並且重複使用。這種種植方式會讓菇類呈極陰性，請各位一定要特別注意！**菇類中又以金針菇與蘑菇陰性最強，不建議各位食用。**

人工種植的菇類屬於強烈的陰性食材，如果真的想吃菇類，請務必購買山上自然生長的天然菇類。

◉菇類屬陰性，生病或患有肺疾者應避免食用

市面上常見的香菇乾，普遍採用電力乾燥製成，不但沒有味道，也不會散發香氣；唯有在太陽下自然曝曬的香菇乾，才能熬煮出美味的高湯。有些人可能會因為自然曬乾的香菇乾價格昂貴，而捨不得花錢購買，但為了熬煮出美味的高湯，我認為多花點錢是值得的。

如果真的很想吃菇類，除了要購買天然食材之外，也請務必在身體健康時食用。菇類屬於陰性食材，千萬別讓病人食用，而且肺臟不好的人，通常都很愛吃菇類，請各位一定要多加注意。

愛吃「海藻」，是日本人的長壽祕訣！

從陰陽屬性來看，海藻屬於中性偏陰性食材。海藻因為吸收了海水中豐富的礦物質，營養價值很高，更棒的是，海藻的熱量很低，而且還濃縮了海洋的營養成分，請各位務必積極攝取。

日本人自古就有吃海藻類食材的習慣，早餐喝海帶芽味噌湯、用海苔做成飯糰和壽司，就連煮關東煮或燉菜時，也一定要使用昆布。**與世界各國相比，日本人的平均壽命較長，我認為愛吃海藻的飲食習慣，正是日本人長壽的祕訣。**全日本最長壽的沖繩縣民，他們不僅每天吃海藻，水雲、昆布和布蕪，這些海藻類的食材在沖繩當地的消費量，也是世界上數一數二的。

◉多吃「海蘿」，有效排出體內毒素

建議各位多吃乾燥的海藻，其中最推薦的是海蘿。海蘿能有效吸附毒素，將體內累積的毒素排出體外。只要在熱湯中，放入乾燥的海蘿即可食用，吃法相當簡單，下次如果覺得味噌湯少一味時，不妨放入海蘿試試。

海蘿、布蕪、羊栖菜、海苔、海帶芽等，都是我常用的食材，它們不僅具有淨血作用，更能將體內血液變成鹼性，對身體十分有幫助。各位如果有機會買到天然海藻，請務必積極攝取。

此外，我也建議各位要多吃寒天。在本書八十頁所推薦的紅紫蘇寒天果凍，就是用寒天來凝固紅紫蘇汁製成的點心。寒天的用途相當廣泛，不但能做成料理，也能做成點心。

容我再次強調，為了達到陰陽調和的目標，在吃海藻時，請搭配陽性的食材一起食用。用羊栖菜燉煮蓮藕、牛蒡、紅蘿蔔等食材，就是陰陽調和的最佳範例。海帶芽味噌湯也是同樣的道理。只要平時下工夫用心調理，就能帶來正面影響，讓身體保持在健康的狀態。

標榜「有機栽培」，不一定就能安心！

我一直呼籲大家「一定要購買安心食材，不要隨便在超市買菜」，各位如果能理解我的用心，就是再好不過的事。不過，如果因為這樣就誤以為：「只要到天然食品店買菜就萬無一失！」這也不是我的初衷。

雖然都標榜是天然食品店，但店家的素質良莠不齊。有些店家老闆樂於學習，會積極與農家交流，販售真正安全的食材；但也有些老闆混水摸魚，只要看到包裝上寫著「不添加化學調味料」就直接批貨來賣。就算不添加化學調味料，也可能會添加化學物質，這類不明就理的天然食品店，最容易讓消費者陷入食安危機！

◉購買時用心把關，勿盲信「有機」、「天然」

身為消費者，我們也要努力學習，具備正確的知識，選擇真正的優良食材。

各位一定要小心「有機栽培」，雖然標榜有機，但不代表就是安全、安心的食材。

這是為什麼呢？因為所謂的「有機栽培」，是以雞糞、牛糞等天然肥料，取代農藥與化學肥料，但我們無法確實掌握雞隻與牛隻的成長過程，這就是問題所在。

吃合成飼料長大的雞隻與牛隻，最後會導致什麼後果？雞農為了加速雞隻的成長速度，會在飼料中添加大量的成長荷爾蒙與抗生素，每天吃這種飼料長大的雞隻，體內都是化學成分，而這些雞隻排泄出來的糞便，當然也都含有化學成分。

使用吃天然牧草長大的雞隻與牛隻所排泄出來的糞便栽培作物，這樣長出來的作物在品質上自然就沒有任何問題，但這種例子相當少見，市面上也很少有店家會如此講究，堅持使用真正有機的種植方式。

那麼，該怎麼做才能買到真正的有機食材？**最保險的作法就是，在購買蔬菜前，不妨先了解一下原產地。**如果老闆能確實回答你的問題，就代表這家店可以信任，身為一名消費者，是否能看透經營者的經營態度，也是很重要的自保之道。

人們進食是為了健康地生活下去，而「以食為藥、以藥為食」，這就是「醫食同源」的概念。為了保護自己與家人的身體健康，在購買食材時請嚴加把關，千萬不能看到「有機栽培」的標誌就掉以輕心！

「水耕蔬菜」是化學產物，多吃有礙健康

農藥與輻射疑慮是目前最受關注的食安問題，因此很多人都開始注意到水耕栽培的蔬菜。不使用土壤、能在室內栽培、能輕鬆控制濕度與溫度、能確保食材的品質，此外還能減少農藥用量、避免細菌滋生、栽植環境相對衛生……，這些都是水耕栽培的優點。

最近，有越來越多農家積極投入水耕栽培的行列，甚至還有餐廳在店內開闢水耕栽培專區，直接在顧客眼前種植蔬菜。對於這些現象，我實在覺得匪夷所思。水耕栽培不使用土壤，將植物放在含有養分的溶液裡生長。換句話說，水耕蔬菜就是以人工的方式來從事化學栽培。

◉越天然越好！不澆水、施肥，才能種出充滿能量的食材

一般民眾在超市購買的都是包裝完整的蔬菜，不太容易分辨是否為水耕蔬

菜，但事實上，萵苣、生菜、水菜、水芹、鴨兒芹、番茄等，大多都屬於水耕蔬菜。很多人只要看到包裝袋上寫著「無農藥」，就開始瘋狂採購，卻不知道這個行為會導致無可挽回的悲劇。因為水耕蔬菜雖然不噴灑農藥，但卻使用了大量的化學藥劑。嚴格說起來，水耕蔬菜其實不算是農產品，而是「工業製品」，全都是由工廠生產製造而成。

我的農田與菜園裡完全不使用肥料，只種植當地的原生物種。我採用「自然農法」種植作物，而且幾乎不澆水，因為我相信唯有在風吹雨淋之下成長，受到日曬結霜的考驗，才能種植出高貴且生命力旺盛的作物。話說回來，我認為**植物天生就應該在雨水與太陽的滋養下生長，根本不需要刻意的澆水、施肥，去「幫助它們長大」**。

人類需要吃大自然的食物來維持自己的生命，既然要吃，就要選擇具有堅強生命力的食材。唯有攝取充滿能量的作物，才能讓我們活得健康又有活力。

「黑烤食材」是起死回生妙藥，療效驚人

我很推薦黑烤醃梅乾和黑烤糙米茶。作法相當簡單，只要用土鍋加熱醃梅乾和糙米，直到食材炭化變黑為止，接著將醃梅乾放入研磨缽裡磨成粉，泡水飲用即可。而黑烤過後的糙米則可以直接食用，或是泡成茶來喝。**黑烤不僅能活化細胞，更能有效地改善貧血、低體溫、手腳冰冷等症狀，此外，也有助於預防大腦老化。**黑烤食材妙用無窮，近年來受到許多健康人士的歡迎，現在只要在天然食品店就能夠買到。

◉吃燒焦食物，真的容易致癌嗎？

婆婆我從很早以前就開始自己做黑烤醃梅乾和黑烤糙米茶，並非近年來為了追隨流行才吃的。黑烤食材被譽為「起死回生的妙藥」，就連提倡用飲食治病的櫻澤如一先生也曾公開表示：「黑烤是最棒的調理法。」

我的先夫被醫生診斷出癌症末期，只剩下兩個月的壽命之後，就每天喝黑烤糙米茶，後來竟奇蹟似地多活了六年。在癌細胞消失之後，他還是持續喝黑烤糙米茶，維持身體健康。黑烤食材就是如此神奇的「妙藥」！

說到這裡，過去大家都說「吃燒焦的魚會得癌症」，這是真的嗎？**動物性蛋白質在燒焦時，確實會產生致癌物質，但要真正到達致癌的程度，以體重六十公斤的人為例，必須要吃一公噸的燒焦食材才行。**況且一般人根本不可能吃到這麼大量的燒焦食材，因此根本無須擔心。只要選購有機糙米，用它來製成黑烤糙米茶，每天持續飲用，就能維持身體健康。

醃梅乾「不減鹽」，對身體最好！

大家都知道醃梅乾有益身體健康。醃梅乾具有殺菌效果，以前的人為了避免食物腐敗，會在便當裡放入醃梅乾，才創造出有名的「日之丸便當」。

生病時吃白粥搭配醃梅乾的習慣其來有自。梅子不僅可以保護腸胃，它的酸味還能促進食慾，當生病吃不下飯時，有了梅子，就可以讓病人吃完一碗粥。吃白粥時，只要搭配醃梅乾就能補充體力；而將醃梅乾放入醬汁裡，也會讓人食指大動，這就是醃梅乾的效用。

醃梅乾的酸味來自檸檬酸，檸檬酸會分解乳酸，迅速消除疲勞，也可以改善動脈硬化。由此可見，檸檬酸真的是很棒的營養成分！不僅如此，檸檬酸還能排出體內各種毒素，包括食物的毒、水的毒以及血液的毒，具有淨化血液的功效。

◉減鹽未必好！醃梅乾含鹽量超過二〇％為佳

請各位仔細地看一下市售醃梅乾包裝上的成分標示，除了梅乾與鹽之外，許多產品都含有各種的添加物和防腐劑，請千萬不要購買這類產品。醃梅乾只要使用梅子和鹽醃漬即可，如果使用優質的鹽醃漬，就無須添加防腐劑；一旦減少鹽巴的用量，就必須要使用大量的添加物才得以保存。

此外，**醃梅乾絕對不可以「減鹽」，因為梅子的檸檬酸與鹽結合之後，會產生許多健康功效。**一般而言，醃梅乾的鹽分約在十五％左右，而我個人則推薦含鹽量超過二〇％的醃梅乾。事實上，我自己做的醃梅乾，含鹽量甚至高達三〇％！

值得注意的是，使用三〇％的鹽來醃漬時，第一年還很鹹，完全不能吃；醃漬三年之後，味道就會慢慢變溫和；等到熟成五年以上，鹹味漸漸退去之後，就能醃漬出好吃的鹹梅子；熟成十年的醃梅乾則會變成果凍狀，無須做成黑烤，只要直接吃就能發揮作用。

「野草」生命力強健，是最天然的當季食材

傳統的穀物蔬食讓我們明白蔬菜的營養價值，而且代代相傳至今。然而令人遺憾地，最近的蔬菜安全越來越讓人憂心，許多蔬菜開始大量使用農藥與化學肥料，即使號稱「有機栽培」，也有許多黑心食材，讓人無法安心。

此外，來路不明的外國進口蔬菜也越來越多了！超市的貨架上總是擺滿了非當季的蔬菜，這麼做雖然看似方便，卻使蔬菜逐漸喪失原有的生命力。食品安全問題越演越烈，四處危機重重，現在已經不是吃蔬菜治病的時代，反而是吃蔬菜會得病的時代了！

◉天生天養的「野草」，是最棒的食養食材！

從以前我就有吃野草的習慣。顧名思義，野草就是生長在大自然中的天然植物，它們承受風吹雨打，無須澆水，就能健康地成長，擁有堅強的生命力。最棒的

是，野草只會生長在環境優良的地方，一旦土壤遭受污染，野草就會立刻消失。它們只會選擇在擁有充足自然能量的地方獨立生長，真的很了不起！

此外，因為我只吃生長在土地上的植物，所以**這些野草，可說是名符其實的「當季食材」**。二月吃蕗薹、春天吃魁蒿，天氣變熱了就吃水芹、馬蘭……，隨著季節的演變，各種野草紛紛以最健康的姿態展現在我們眼前，在大自然的節奏中，為人體帶來充沛的活力。

話說回來，「藥」這個字是由草與樂所組成，代表吃草會讓身體感到快樂舒適。自古以來，人們會將草煎成湯藥飲用，或是磨成泥塗在患部上，而野草也同樣蘊藏著醫食同源的觀念。不要因為住在城市就放棄吃野草，實際到公園走一圈，你一定會看到魁蒿與凹頭莧等野草欣欣向榮的模樣。

唯一要注意的是，不是所有的野草都能食用。有些野草有毒，如果沒有相關知識，千萬不要胡亂摘來吃，而且吃的時候也一定要做好事先處理，徹底去除澀味。

吃對食物，過敏、輻射問題都能改善

我們所處的現代，是個對食物安全充滿疑慮的時代，每個人都想盡辦法吃得健康，卻反而讓身體越吃越糟。如果問題出在食用方法，只要適時修正即可；但如果是體質或環境出問題，那就讓人更加不安了！

過敏是孩童最大的飲食問題。**我認為過敏是一種蛋白質病，過度攝取肉類、牛奶或雞蛋，身體就會開始排斥蛋白質，引起過敏症狀。**因此，建議各位不要讓孩子攝取過量的蛋白質。牛奶雖然是小牛的完全食物，富含維持健康的各種營養素，但對人類而言卻是異種蛋白質，許多幼童都有「乳糖不耐症」，無法充分消化牛奶，所以根本沒必要強迫孩子飲用。

各位可能會認為不讓自己的孩子喝牛奶、吃雞蛋與肉類，對小孩來說太苛刻了，不過讓孩子吃下身體排斥的食物，又有什麼意義呢？事實上，吃其他的食材也能健康成長，如果孩子出現嚴重的過敏症狀，就請不要再給孩子吃這類食物了。

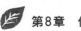

◉年輕人更要吃「好食物」，才能養足精神面對未來

自從發生日本三一一大地震後，許多人開始擔心輻射問題，想要找到可以安心食用的食材，可說是難上加難。甚至有人反應過度，認為「這個也不能吃」、「那個也不能吃」，動不動就大驚小怪。如此不堪一擊，是無法在這個時代中倖存的，請各位相信我所提倡的「食養生活」，只要吃好的食物即可。

一直以來，**鹽與炭化食物被認為是能有效消除輻射危害的食物**。身為長崎原爆受害者的醫生秋月辰一郎也大聲疾呼：「用糙米飯沾鹽做成飯糰，再煮一碗鹹一點的味噌湯，每天都要吃這些食物，而且絕對不要吃甜食。」發現了嗎？醫生說的話跟我一模一樣！

相信我，**無論是過敏或輻射問題，只要吃對食物就無須害怕**。不要逃避問題，請徹底實踐食養生活，憑藉一股「氣」來渡過時代的考驗。連我這個七十六歲的老婆婆都這麼說了，年輕人更應該好好地吃真正的食物，儲備足夠的氣血，如此一來，就能精神百倍地渡過屬於自己的人生。

後記　用「一菜一湯」，吃出生命力

食養是重返自然的生活法，而離我們最近的自然，就是自己的身體，正因如此，老祖宗才會將身體稱為「小宇宙」。身體這個小宇宙，呼應著世界這個大宇宙的波動，彼此共生共存，因此以大地生命所烹煮出的料理，一定能調和我們的身體與這個世界。

如果一味相信西方營養學，將食物視為單純的營養素，就會不自覺地吃下過量的肉類與砂糖，然而人類天生就具有行動力，像太陽一樣充滿活力，如果陽性體質的人又吃下陽性食物（肉類），就是違反自然法則。

我們的祖先在潛移默化之中，領悟到大自然的宇宙觀，所以才能成為一個能「吃出健康生命」的民族。這也就是為什麼我們雖然身材比歐美人嬌小，卻能發揮充沛活力的原因。

可惜遺憾的是，第二次世界大戰之後，政府開始大力提倡營養學教育，使得人民口味與嗜好日漸西化，卻不明白這種西化的飲食習慣，反倒讓罹患癌症與各種疑難雜症的病例越來越多。

◉重拾傳統飲食之道，食用當季食材

處於這樣時代的我們，更應該重拾祖宗們所流傳下來的傳統飲食，我一直如此深信著，也認為這是找回健康的唯一途徑。

改吃當地種植的天然食物，就能讓我們的身體與心靈保持良好的狀態，調整體質，擁有更健康的生活。我也深深地感覺到，唯有如此，家庭與社會才不致於混亂，世界上也才不會再有戰爭的發生。

隨著四季的變化，蔬菜、野草、水果、生長在河裡與海裡的魚等等，都有各自盛產的季節，請各位務必清楚地掌握這一點。調理並食用當季的食材，就能讓身體與心靈健康地成長。請務必重新認識「一菜一湯」的傳統飲食，如此一來，才能重拾真正的健康活力。

HealthTree 健康樹系列040

一菜一湯的健康奇蹟

若杉友子の「一汁一菜」医者いらずの食養生活

作　　者　若杉友子
譯　　者　游韻馨
總 編 輯　吳翠萍
副 主 編　王琦柔
助理編輯　周書宇
封面設計　張天薪
內文排版　菩薩蠻數位文化有限公司

出版發行　采實文化事業股份有限公司
行銷企劃　陳佩宜・馮羿勳・黃于庭
業務發行　張世明・林踏欣・林坤蓉・王貞玉
國際版權　王俐雯・林冠妤
會計行政　王雅蕙・李韶婉
法律顧問　第一國際法律事務所 余淑杏律師
電子信箱　acme@acmebook.com.tw
采實官網　www.acmebook.com.tw
采實臉書　www.facebook.com/acmebook01

ISBN　978-986-5683-27-6
定　　價　280元
初版一刷　2014年12月1日
劃撥帳號　50148859
劃撥戶名　采實文化事業股份有限公司
104台北市中山區南京東路二段95號9樓
電話：（02）2511-9798
傳真：（02）2571-3298

國家圖書館出版品預行編目資料(CIP)資料

一菜一湯的健康奇蹟 / 若杉友子作；游韻馨譯. -- 初版. -- 臺北市：采實文化,
2014.12　面；　公分. -- (健康樹系列；40)
ISBN　978-986-5683-27-6（平裝）

1.健康飲食 2.食譜

411.3　　　103019149

廣	告	回	信
台北郵局登記證			
台北廣字第03720號			
免	貼	郵	票

采實文化 ACME PUBLISHING 采實文化事業有限公司

104台北市中山區南京東路二段95號9樓

采實文化讀者服務部　收

讀者服務專線：(02) 2511-9798

76歲老婆婆不生病的飲食祕密

一菜一湯的健康奇蹟

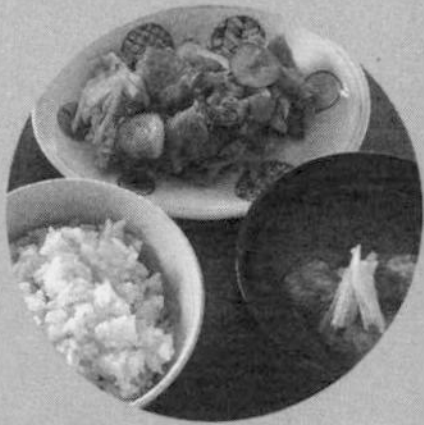

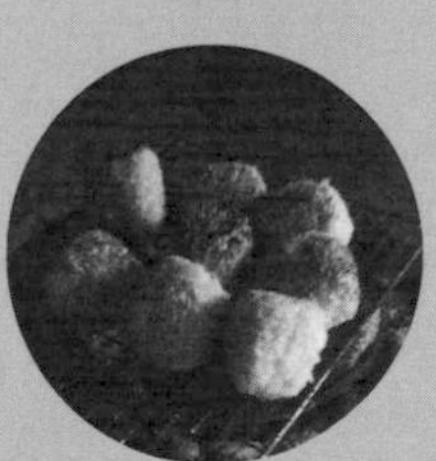

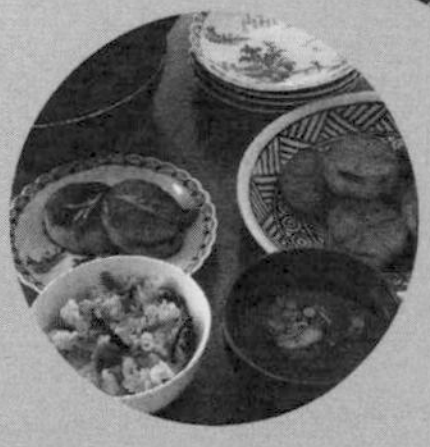

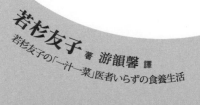

若杉友子 著　游韻馨 譯

若杉友子の「一汁一菜」医者いらずの食養生活

HealthTree 健康樹 **系列**專用回函

系列：健康樹系列040
書名：一菜一湯的健康奇蹟

讀者資料（本資料只供出版社內部建檔及寄送必要書訊使用）：

1. 姓名：
2. 性別：□男 □女
3. 出生年月日：民國 年 月 日（年齡： 歲）
4. 教育程度：□大學以上 □大學 □專科 □高中（職） □國中 □國小以下（含國小）
5. 聯絡地址：
6. 聯絡電話：
7. 電子郵件信箱：
8. 是否願意收到出版物相關資料：□願意 □不願意

購書資訊：

1. 您在哪裡購買本書？□金石堂（含金石堂網路書店） □誠品 □何嘉仁 □博客來 □墊腳石 □其他：__________（請寫書店名稱）
2. 購買本書日期是？____年____月____日
3. 您從哪裡得到這本書的相關訊息？□報紙廣告 □雜誌 □電視 □廣播 □親朋好友告知 □逛書店看到□別人送的 □網路上看到
4. 什麼原因讓你購買本書？□對主題感興趣 □被書名吸引才買的 □封面吸引人 □內容好，想買回去做做看 □其他：__________（請寫原因）
5. 看過書以後，您覺得本書的內容：□很好 □普通 □差強人意 □應再加強 □不夠充實
6. 對這本書的整體包裝設計，您覺得：□都很好 □封面吸引人，但內頁編排有待加強 □封面不夠吸引人，內頁編排很棒 □封面和內頁編排都有待加強 □封面和內頁編排都很差

寫下您對本書及出版社的建議：

____

____

____

大白菜
豆
魁蒿
麻

白蘿蔔、蓮藕、紅蘿蔔
牛蒡、泥鰍、海參
羊栖菜、人蔘
黑芝麻

具有強力的淨血作用，
也可提升全身的幹勁。
最適合用來中和
所有的酸性食品。

梅生番茶、三年味噌、三年醬油
自然鹽、黑烤食材、燻製食品
醃梅乾、蘿蔔乾、山牛蒡
日本薯芋、蒲公英咖啡

主要具有造血作用。
也可提升體溫，
並活化
新陳代謝功能。

向心性能量（順時針方向）
鹼性食品具有淨血和造血作用，可提高體溫；
酸性食品則會污染動脈。

中性 → **極陽**

綠	黃	橙	紅	紅外線

甜 **鹹** **苦** → **澀**

造米、稗
小米、黍
小麥、大麥
梁
仁
芽米
米
麥

最理想
的主食

奶油、起司
鱒魚、文蛤、花蛤
角蠑螺、鮑魚、章魚
花枝、秋刀魚、竹筴魚
小蝦、鮭魚、鯛魚、沙丁魚
蝦子、螃蟹、小魚乾
白色小魚乾

會污染動脈，
容易從身體內部
向外引起
各種疾病。

鮪魚、青花魚、鰤魚
鯨魚、雞肉、牛肉
豬肉、蛋、美乃滋
乳製品、乾貨類

會污染動脈。
導致動脈硬化、高血壓、
降低身體中心機能。

酸性與鹼性食品中，還有陰性和陽性的區別。

⊙酸性・鹼性與食物的陰陽屬性一覽表

鹼性食品

醋、柚子、酢橘、檸檬
菇類、生薑、蕨菜
紫萁、山椒、芥子
綠茶、咖啡、茄子、番茄
青椒、甜椒、酪梨
馬鈴薯、番薯
烏龍茶、紅茶、焙茶、黃豆
納豆、蒟蒻、咖哩粉

會稀釋血液濃度，導致治癒力降低。

小黃瓜、高麗菜、
小松菜、南瓜、紅
豆芽菜、蜂斗菜、
海帶芽、蜆、白芝

會提升治癒力
有利於中和
酸性食品。

離心性能量（逆時針方向）
新陳代謝效率低下、
手腳冰冷、生理期不順、缺乏活力。

極陰

紫線　紫　靛　藍

嗆　辣　酸

酸性食品

砂糖、酒類、菸
清涼飲料、各種堅果類
所有加工食品（食品添加物）
人造奶油、味醂、蜂蜜
可可、即溶咖啡
牛奶、酵母麵包、人工甘味劑
人工調味料

讓血液變混濁，
減緩靜脈流速，
血管也會變脆弱。

會使血液略顯混濁。
為主要的熱量來源，
讓人容易發胖。

精製麵粉
精製烏龍麵
細麵
青菜
土川七
韭菜
大蒜
蔥
蕗蕎
白米、麩

高
薏
胚
玉
蕎